SPHINX

Das Buch

Beinahe alle Krankheiten haben einen psychosomatischen Ursprung. Fünf von zehn Menschen brauchen professionelle Hilfe zur Überwindung ihrer Probleme, dazu hat unser hoher Lebensstandard eine wachsende innere Leere zur Folge. Von diesem Stand der Dinge ausgehend erläutert Jonn Mumford, hervorragender Kenner östlicher Mystik und Yogatechniken, wie die Beziehung von Körper und Geist verbessert werden kann. Davon ausgehend, dass sowohl der Geist den Körper, wie auch der Körper den Geist beeinflusst, gibt er dem Leser praktische Anleitungen zur Heilung seelisch bedingter Krankheiten und zur Erlangung eines ausgewogenen körperlichen und seelischen Wohlbefindens. Bis heute in fünf Sprachen erschienen, gilt das Buch als Standard-Nachschlagewerk über Yoga als eine Methode der Psychophysiologie.

Der Autor

Dr. Jonn Mumford ist Chiropraktiker, Arzt mit Erfahrung auf dem Gebiet der Psychologie. Als anerkannter Yoga- und Tantra-Experte ist er in den Vereinigten Staaten, England, Australien, Indien und (seit Erscheinen dieses Buches auf deutsch) auch bei uns bekannt. Er war Vizepräsident des *Yoga-Jivana-Satsang,* Mitbegründer des *Internationalen Yoga-Lehrer-Verbandes* und ebenfalls Gründer und Vorsitzender der *Scientific Samkhya Yoga Association.* 1973 schloss er sich der Bihar-Yogaschule in Monghyr (Indien) an und erhielt dort von seinem Lehrer Paramahansa Swami Satyanda Saraswati den indischen Namen Swami Anandakapila Saraswati.

Jonn Mumford
(Swami Anandakapila Saraswati)

Psychosomatischer Yoga

Der östliche Pfad zu geistigem und körperlichem Wohlbefinden

SPHINX

Aus dem Englischen
von Susanne G. Seiler

CIP-Titelaufnahme der Deutschen Bibliothek
Mumford, Jonn:
Psychosomatischer Yoga: d. östl. Pfad zu
geistigem u. körperl. Wohlbefinden / Jonn Mumford.
[Aus d. Engl. von Susanne G. Seiler]. –
3. Aufl. – Basel: Sphinx Medien Verlag, 1988
(Sphinx pocket; 13)
Einheitssacht.: Psychosomatic Yoga <dt.>
Auf d. Haupttitels. auch: Swami Anandakapila Saraswati
ISBN 3-85914-313-1
NE: GT

1988 3. Auflage

Originaltitel: Psychosomatic Yoga
Erchienen bei The Aquarian Press
Wellingborough, England
Umschlagbild: Graham Lester
Gestaltung: Charles Huguenin
Herstellung: Clausen & Bosse, Leck
Printed in Germany
ISBN 3-85914-313-1
Bestellnummer 15 00313

Inhalt

Vorwort	7
Sukhasana	11
Savasana	17
Yoni Mudra	21
Polarisation	26
Konzentration	32
Wiederbelebung	38
Die Theorie des Laya-Yoga	41
Chakra Dharana	48
Das Aufladen des Sonnengeflechts	55
Der Fluss yogischer Kräfte	58
Yoga und der Westen	70
Meditation und Inneres Wesen	77
Sanskrit-Glossar	94

Vorwort

Es braucht kaum erwähnt zu werden, dass Yoga ein umfangreiches und weitverzweigtes Gebiet ist, welches sowohl das Leben im allgemeinen als auch die Beziehung des Menschen zum Leben im speziellen umfasst.

Yoga bedeutet «Vereinigung». Das Wort leitet sich von der klassischen Sanskritwurzel *Yuj* ab, die in unserem Latein als *jungere* und dem deutschen Wort «Joch» (d. h. ein Instrument, welches vereint oder verbindet) weiterbesteht. «Yoga» ist ein blosses Instrument.

Zu welcher Art von Vereinigung führt Yoga? Es ist die Vereinigung mit dem Leben in seiner Ganzheit. Der Mensch stellt das am höchsten entwickelte der erdgebundenen Lebewesen dar. Als solches sind seine Bestrebungen, sich zu integrieren (und somit eins zu werden mit dem Lebensstrudel, dem er entsprang), von Jahrhundert zu Jahrhundert, von Umfeld zu Umfeld und von Zivilisation zu Zivilisation verschieden gewesen.

Schon vor Tausenden von Jahren hatten die Weisen des Yoga dieses Problem erkannt und verschoben den Schwerpunkt jeweils gemäss den Umständen, so dass er dem einzelnen mit seinen Eigenheiten und Bedürfnissen entsprach. *Hatha, Bhakti, Karma, Jnana, Raja* und *Laya* sind nur einige der vielen Aspekte des Yoga mit denen der Schüler, der sich schon einmal mit diesem Thema befasst hat, vertraut ist.

Ganz allgemein können wir sagen, dass die Probleme des Menschen in vergangenen Geschichtsabschnitten darin bestanden, physische Hindernisse wie das seiner ewig unberechenbaren Umwelt und das seiner noch unberechenbareren Nachbarn zu überwinden und zu bewältigen.

Im Laufe des letzten Jahrhunderts ist ein neues Zeitalter angebrochen. Der Mensch überwindet langsam aber sicher alle physischen Hindernisse, sieht sich jedoch jetzt den unbewältigten Bereichen seiner eigenen Seele gegenübergestellt.

Aus der Psychiatrie weiss man, dass sechzig bis siebzig Prozent der heutigen Krankheiten psychischen Ursprungs sind, und dies ist lediglich die zurückhaltendste Schätzung.

Statistiken aus der Psychologie zeigen, dass fünf von zwölf Menschen professionelle Hilfe in Form von psychologischer Beratung oder psychiatrischer Behandlung in Anspruch nehmen. Einer von zwölf verbringt eine gewisse Zeit in einer psychiatrischen Anstalt.

Die Schweiz und die Vereinigten Staaten haben den höchsten Lebensstandard der Welt und gleichzeitig die höchste Selbstmordrate.

Welche Schlüsse müssen wir aus obigen Angaben ziehen? Sie sind ein trauriger Beweis dafür, dass die Probleme, denen der Mensch sich im neuen Zeitalter gegenübergestellt sieht, nicht physischer, sondern psychischer Natur sind. Von einem sehr klugen Vortragsredner hörte ich einmal die Bemerkung, dass «während es sich früher um Probleme des Menschen handelte, heute der Mensch selbst das Problem ist».

Mit diesem Gedanken vor Augen habe ich dieses Buch geschrieben und es *Psychosomatischer Yoga* betitelt.

Ein Blick ins Wörterbuch wird dem Leser über die griechische Abstammung des Wortes «psychosomatisch» Aufschluss geben und zeigen, dass dieser Begriff das ganze Spektrum der Beziehung zwischen Körper und Seele umfasst. Demnach beinhaltet «psychosomatisch», dass es eine einzigartige Wechselbeziehung zwischen den Gefühlen und den physiologischen Körperfunktionen gibt, was den Satz Newtons: «Zu jeder Aktion gibt es eine gleichwertige und entgegengesetzt gerichtete Reaktion» eher zu einem Axiom der Psychologie als der Physik werden lässt.

Der folgende Text wurde als praktisches Handbuch für

all jene geschrieben, die Informationen über die spezifische Anwendung jener Yogatechniken zu erlangen wünschen, die dazu dienen, das seelische Gleichgewicht aufrecht zu erhalten, die Konzentrationsfähigkeit zu schulen und die verborgenen Nervenenergien im Körper zu erkunden und freizusetzen.

Verschiedene dieser Techniken wurden, soviel ich weiss, nie zuvor veröffentlicht; jedenfalls wurden ausführliche Anweisungen in bezug auf diese Methoden bis anhin selten enthüllt, da sie als esoterisch betrachtet, und somit von *Guru* (Lehrer) zu *Chela* (Schüler) als mündliche Lehre weitergegeben werden.

Ich habe dieses Buch genau genommen nicht für Anfänger geschrieben, sondern für diejenigen, die den «Pfad» zumindest schon einmal gekreuzt haben. Diejenigen, die sich mit Yoga noch nie befasst haben, sollten sich eines der vielen ausgezeichneten Werke zu diesem Thema, von solch international bekannten Autoren wie Sri Yogendra, Sri Vivekananda, Dr. Paul Brunton und Dr. Theos Barnard beschaffen.

Schliesslich hoffe ich, dass dem Schüler der westlichen okkulten Tradition sich diese Notizen als ein nützliches Handbuch für die praktischsten und wirkungsvollsten Techniken des östlichen Pfades erweisen werden. Ich nehme an, dass sich diese Techniken zu Versuchszwecken wie auch zur Eingliederung in westliche okkulte Lehren eignen dürften. Diese Annahme scheint mir nicht unbegründet, wenn wir in Betracht ziehen, dass unser westliches okkultes Erbe dravidisch-arischen Quellen etwa gleich viel verdankt wie den ägyptischen und semitischen Kulturen.

Jonn Mumford
Hardwar, Uttar Pradesh, Indien

Sukhasana

Hatha ist der im Westen vielleicht bekannteste Aspekt des Yoga. Für die meisten Schüler bedeutet er einfach ein schwieriges System der Körperbeherrschung, verbunden mit statischen Stellungen *(asanas)* und dem Erlernen von speziellen Atemtechniken *(pranayama)*.

Wenige begreifen, dass die Basis des *Hatha Yoga* auf dem Grundsatz beruht, dass der Körper den Geist ebenso beeinflussen kann, wie der Geist den Körper (wie die Psychiater zugeben). Der Körper hat Einfluss auf den Geist.

Wenn wir nervös, deprimiert, oder verängstigt sind, spiegelt sich unser Geisteszustand in den Funktionen, in der Beherrschung und im Aussehen unseres physischen Leibes wider. Bei einer weiteren Stufe (im Falle chronischer Angst, zum Beispiel), kann unser uns zur Gewohnheit gewordener Geisteszustand organische Veränderungen im Körper hervorrufen, die in Leiden wie Magengeschwüren, Darmentzündungen, Herzkrankheiten und vielleicht sogar Krebs gipfeln.

Hatha Yoga stellt das geistige Gleichgewicht des einzelnen wieder her und macht den Prozess, der zur psychosomatischen Erkrankung führt, rückgängig. Dies wird erreicht, indem man den Schüler zuerst lehrt, Kontrolle über seinen Körper zu erlangen. Die Beherrschung des Körpers bedingt wiederum eine Bemühung zur Beherrschung des Geistes, da kein Muskel angespannt, kein Nerv aktiviert, oder Blut zum Fliessen gebracht werden kann, wenn die direkte (willentliche oder unwillentliche) Kontrolle des Gehirns fehlt.

Die Sanskritwurzeln von *Hatha* teilen sich in *Ha* und

Tha auf. *Ha* bezieht sich auf die Sonne, ein positives, männliches Symbol, während *Tha* sich auf den Mond bezieht, ein negatives, weibliches Symbol. Im allgemeinen wird *Hatha* als Bezeichnung für die Vereinigung der positiven, sonnenlichtdurchtränkten Einatmung *(Ha)* mit der negativen Ausatmung *(Tha)* verstanden. Wenn wir nach einem tieferen Sinn suchen, sehen wir, dass *Ha,* esoterisch gesehen, den positiven Geist versinnbildlicht, der sich mit seinem negativen Gefäss, *Tha,* dem Körper, vereint. Hier liegt der Schlüssel zur wahren, esoterischen Lehre von Adam (dem Geist) und Eva (dem Körper), wie sie in der Schöpfungsgeschichte dargestellt ist.

Hatha Yoga kann als die Wissenschaft der Vereinigung und Koordinierung des physischen und geistigen Aspekts des menschlichen Wesens durch bewusst angestrebte Disziplin über den Körper definiert werden.

Es war anfangs dieses Jahrhunderts, als der russische Wissenschaftler Pawlow das Prinzip der «Konditionierung» und des «bedingten Reflexes», wie es die *Hatha Yogis* seit mehreren tausend Jahren kannten, wiederentdeckte.

Aufgrund dieser Fähigkeit, den Körper und in der Folge auch den Geist zu konditionieren, beginnen wir mit dem Erlernen der ersten Übung, *Sukhasana.*

Die «leichte Stellung»

Sukhasana bedeutet wörtlich «leichte Stellung» *(Sukha* – leicht; *Asana* – Stellung). Sie gehört zu den Meditationsstellungen, von denen es eine ganze Reihe gibt, und die deshalb auch gewisse Eigenschaften gemeinsam haben.

Spezifische Vorteile

1. Eine solide, dreieckige Basis für Rumpf, und Kopf.
2. Das Rückgrat wird geradegehalten, der Nervenfluss entlang dem Rückgrat und zwischen den Wirbeln ist somit unbeeinträchtigt.
3. Die Lungen sind frei für Übungen in tiefem Atmen, wie sie im *Pranayama* gelehrt werden.

4. *Sukhasana* soll dem Erwachen von *Kundalini* (latente, im Zentralnervensystem gefangene Nervenkraft) zuträglich sein.

Sukhasana hat bestimmte physiologische und psychologische Vorteile. Physiologisch werden durch die im Schneidersitz gekreuzten Beine die inneren Eingeweide entspannt, während Körper und Geist psychologisch durch den bewussten Versuch, still zu sitzen, einem harmonischen Zustand des Gleichgewichts zugeführt werden.

Sukhasana ist die ideale Technik für diejenigen, die lernen wollen, sich von ihren Alltagssorgen zu befreien, um sich auf den meditativen Frieden vorzubereiten, den man in den Schlupfwinkeln des eigenen Geistes finden kann. Auch bei Nervenleiden, die sich in mangelndem neuromuskulärem Zusammenspiel, in Zuckungen, nervösen Bewegungen und Ticks äussern, erweist sich diese Technik als wertvoll.

Technik

1. Legen Sie eine zusammengefaltete Decke auf den Boden und setzen Sie sich mit vor sich ausgestreckten Beinen darauf.
2. Legen Sie das rechte Bein unter den linken Oberschenkel und das linke Bein unter den rechten Oberschenkel, so dass Sie sich im Schneidersitz befinden. Vergewissern Sie sich, dass sich beide Kniescheiben auf etwa gleicher Höhe befinden. Ist dies nicht der Fall, wird sich der Rumpf leicht nach der tieferliegenden Seite beugen, was Symmetrie und Gleichgewicht des Körpers stört.
3. Halten Sie das Rückgrat gerade und den Kopf locker über den Schultern.
4. Legen Sie die Hände mit den Handflächen nach unten auf die Knie, und zwar so, dass sie nicht hinunterrutschen können. Vergewissern Sie sich, dass die Oberarme und Ellbogen locker neben dem Körper herabhängen.
5. Schliessen Sie die Augen, als würden Sie Rolläden

herunterlassen, und halten Sie Ihre Augenlider für die Dauer der Sitzung unter Kontrolle.

6. Sie haben sich jetzt in sich selbst zurückgezogen. Konzentrieren Sie Ihren Geist auf den natürlichen Rhythmus Ihres Atems, unterbinden Sie jegliches Träumen, Nachdenken oder sonstige geistige Tätigkeit, und halten Sie den Körper gerade, ruhig und so entspannt wie möglich. Konzentrieren Sie sich darauf, nur zu «sein». Wenn Sie feststellen, dass Ihre Gedanken wandern und Ihre Konzentration auf Körperhaltung und Atmung nachlässt, so versuchen Sie, sich einen bestimmten Gegenstand, z. B. ein geometrisches Muster, eine Blume, eine Farbe oder eine Figur bildlich vorzustellen. Mindestdauer der Übung: fünf Minuten.

Achten Sie auf folgende Punkte:

1. Nach Beginn der Übung sollten Sie prüfen, ob Ihre Ellbogen entspannt sind und sich frei bewegen lassen.
2. Kontrollieren Sie Ihre Augenlider und vergewissern Sie sich, dass diese ruhig sind. Jegliches Zucken der Wimpern deutet auf geistige Unruhe und Mangel an innerer Disziplin.
3. Achten Sie darauf, dass Sie sich nicht unbewusst zusammensacken lassen und so das Rückgrat krümmen.

Wie bei allen klassischen *Hatha Asanas* ergeben sich bei der Ausübung bestimmte Probleme. Hier finden Sie sie zusammen mit den entsprechenden Gegenmitteln aufgeführt:

1. Der Druck des Bodens auf die Füsse kann Schmerzen verursachen und dadurch die Aufmerksamkeit ablenken. Dies wird mit der Zeit überwunden, indem man die Füsse langsam an die Stellung gewöhnt.
2. Das Rückgrat wird dazu tendieren, zusammenzusakken. Das Gegenmittel sind stetige, disziplinierte Anstrengungen.
3. Der Geist wird rege und weigert sich, zu ruhen. Wir folgen demselben Prinzip, als beruhigten wir ein gelang-

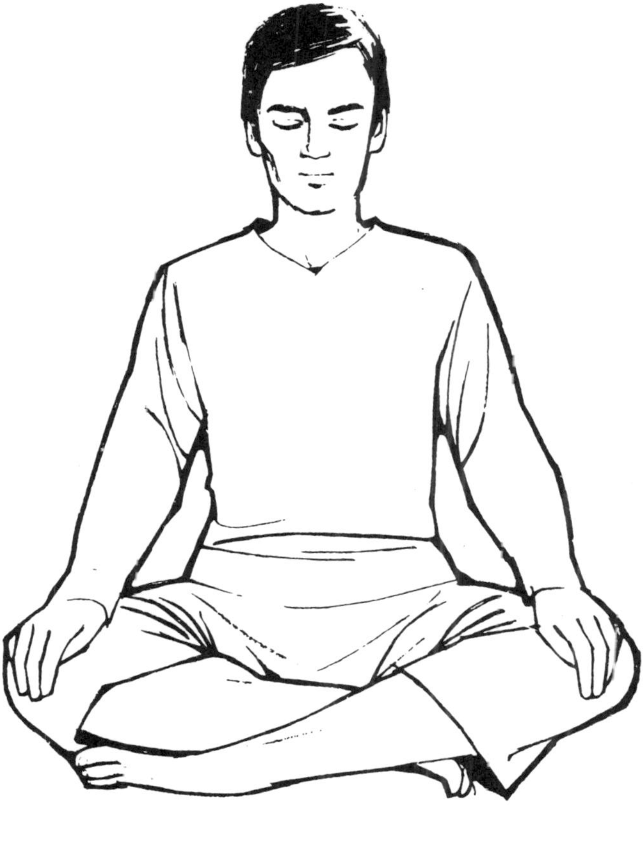

Sukhasana

weiltes oder verstimmtes Kind. Wir suchen nach einer passenden Ablenkung, oder versuchen die Konzentration auf einfache Dinge zu lenken, usw. Dieses besondere Problem ist der Schlüssel zur Übung. Mit der Zeit werden Sie sich dazu bringen, sich zu Beginn der Übung geistig zu entspannen, und dies wird mit der Zeit zur Gewohnheit.

Sukhasana sollte eine Woche lang regelmässig geübt werden, bis Sie zur nächsten Übung übergehen. Jede Übungsfolge sollte mit Sukhasana angefangen werden, und das Minimum von fünf Minuten sollte auf maximal zehn Minuten ausgedehnt werden.

Es sei nochmals daran erinnert, dass Sukhasana, in der beschriebenen Weise ausgeführt, eine spezifische Therapie für Nervenleiden darstellt, welche durch einen Mangel an neuromuskulärer Beherrschung entstehen. Bei dieser Übung wird die Kontrolle über den Körper erhöht und die Willenskraft gestärkt. Vor allem wird der Geist an eine ruhige innere Haltung gewöhnt, und diese Gewohnheit bereitet den Schüler auf fortgeschrittenere Übungen vor.

Gemäss der Überlieferung hing die Aufnahme in gewissen östlichen okkulten Schulen von der Fähigkeit des *Chelas* ab, während einer dreistündigen Prüfung bewegungslos zu verharren. Der Durchschnittsmensch in unserem spannungsgeladenen Zeitalter kann keine drei oder gar zehn Minuten geistig vertieft und körperlich reglos bleiben, wie es die Ausübung von *Sukhasana* von ihm erwartet, geschweige denn drei Stunden.

Savasana

Ob wir es wollen oder nicht: Sie und ich, wir leben in einer spannungsreichen Welt. Es ist genau diese Spannung, die die Grundlage für psychosomatische Störungen bildet. Uns bleibt nichts anderes übrig als zu fragen, was wir gegen unsere individuellen Spannungen und gegen die Spannungen in der Welt, die ja nur das Resultat angehäufter individueller Spannungen sind, unternehmen können. Die Psychiatrie versucht es mit Beruhigungsmitteln, doch *Hatha Yoga* bietet eine nichtmedikamentöse, innere Entspannung an, durch die seit Jahrtausenden verwendete Übung, die als *Savasana* bekannt ist.

Man trifft nur selten körperliche ohne geistige Spannung an, und eigenartigerweise tritt die geistige Spannung immer zuerst auf und ist die Ursache für die körperliche Spannung. *Savasana,* wie *Sukhasana,* kehrt den gewohnten Bogen von Geist zu Körper um und lehrt den einzelnen die bewusste Beherrschung der Vitalzonen seines Körpers und den Geist im *Yoga-Nidra* (Schlaf der Yogis) dadurch zu entspannen, dass zuerst der physische Körper entspannt wird.

Dies wiederum bestätigt unser grundlegendes Hatha-Prinzip, dass Körper und Geist miteinander verbunden sind, und dass alles, was dem einen widerfährt, den anderen ebenso sicher beeinflussen wird, als triebe man nur einen von zwei Ochsen unter gemeinsamem Joch an – der andere wäre ebenso gezwungen, sich zu bewegen. Wenn wir dies wissen, können wir ruhig anfangen, *Savasana* als spezifisches Heilmittel für psychosomatische Leiden wie Nervenschwäche, Gefässkrämpfe, Schlaflosigkeit und erhöhtem Blutdruck anzuwenden.

Savasana heisst «Leichenstellung» (*Sava* – Leiche; *Asana* – Stellung) und wurde auch *Mritasana* oder «Totenstellung» genannt *(Mrit* – tot).

Der Schüler wird feststellen, dass die klassischen Namen, die dieser Übung gegeben wurden, die Entspannung, die man durch sie erreichen kann, auf ziemlich drastische Weise hervorheben.

Spezifische Vorteile

1. Ein Zustand tiefgreifender Entspannung aller Muskeln wird erreicht.
2. Der Blutdruck sinkt (Leute mit ungewöhnlich tiefem Blutdruck können bei der Ausübung von *Savasana* ein Unwohlsein empfinden), während gleichzeitig auch Herzschlag und Atmung sich beträchtlich verlangsamen.
3. Es findet ein Abgeben von *Prana*-Nervenenergie an die inneren Organe statt.
4. Das Nervensystem ruht aus und verjüngt sich.
5. Der Geist wird zur völligen Entspannung geführt, von wo aus er in einen tiefen, traumlosen Schlaf fallen mag. (Dies ist fakultativ und hängt vom Wunsch des Schülers ab.)

Grundtechnik

Hier lernen Sie den Körper einheitlich zu entspannen und der Schwerkraft völlig nachzugeben. Wenn Sie eine Katze oder einen Säugling beim Schlafen beobachten, werden Sie feststellen, dass diese beim Aufwachen einen tiefen Abdruck auf dem Kissen oder der Matte, auf der sie schliefen, hinterlassen. Tiere und Säuglinge lassen sich instinktiv völlig gehen und lassen die Schwerkraft wirken.

Stufe eins

1. Legen Sie sich auf eine zusammengefaltete Wolldecke flach auf den Rücken. Sie sollten lockere Kleidung tragen und die Zimmertemperatur sollte angenehm warm sein.

2. Legen Sie die Fersen etwa 50 cm auseinander, und lassen Sie die Füsse locker nach aussen kippen.
3. Legen Sie die Hände mit den Handflächen nach oben etwa 30 cm vom Körper entfernt seitlich neben den Rumpf.
4. Vergewissern Sie sich, dass die Schultern flach liegen, und das Kreuz entspannt auf dem Boden ruht.
5. Bringen Sie Ihren Kopf in eine bequeme Stellung.
6. Überlassen Sie Ihr Körpergewicht vollständig dem Boden.
7. Fangen Sie an, sich auf Ihre Arme und Beine zu konzentrieren; mit jedem Ausatmen (normale Atmung), merken Sie, wie Ihre Arme und Beine schwerer und schwerer werden. Stellen Sie sich vor, Sie würden im Fussboden versinken.

Es sollte beachtet werden, dass die vorgeschriebene Lage der Glieder es dem einzelnen erlaubt, den natürlichen Zug der Schwerkraft optimal zu nutzen. Einer der Grundsätze des *Hatha Yogas* lehrt die Einbeziehung solch natürlicher Kräfte wie die Schwerkraft.

Diese Übung sollte während mindestens fünf bis zehn Minuten durchgehalten und dann im Laufe einer Woche regelmässig ausgeführt werden, bevor man mit der zweiten Stufe des *Savasana* beginnt.

Fortgeschrittene Technik

Auf der fortgeschrittenen Stufe lernen wir jeden Körperteil bewusst wahrnehmen und systematisch entspannen und schränken die zuführenden und ableitenden (sensorischen und motorischen) Nervenimpulse durch entsprechende Konzentration allmählich ein.

Die Yogis (die ihr Wissen um die Neuroanatomie durch innere Einkehr erwarben) entdeckten die geheimen Vitalzonen des menschlichen Körpers vor langer Zeit und teilten sie in 16 Hauptzonen auf, welche *Marmasthanani* genannt werden. Diese Hauptzonen sind die folgenden:

(1) Füsse, (2) Schienbeine, (3) Kniescheiben, (4) Oberschenkel, (5) Magen, (6) Sonnengeflecht, (7) Oberer

Brustkasten, (8) Rückgrat, (9) Hände, (10) Unterarme, (11) Oberarme, (12) Kehle, (13) Hinterkopf, (14) Kiefer, (15) Augen, (16) Schädel oder *Bramapura.*

Stufe zwei

1. Wiederholen Sie Schritt eins bis fünf wie in Stufe eins.
2. Fangen Sie mit dem ersten *Marmasthanani,* den Füssen, an und:

   (a) Schaffen Sie ein geistiges Bild von Ihren Zehen und Fussgelenken;

   (b) erhöhen Sie Ihr Selbstbewusstsein oder Gewahrsein jener Gegend, indem Sie sich darauf konzentrieren, Knochen, Muskeln, Sehnen und Blutzufuhr innerlich zu spüren.

   (c) Nachdem Sie Ihr Gewahrsein der Zone verstärkt haben, führen Sie durch einen bewussten Willensimpuls einen Zustand der Entspannung, der Schwere und des Versinkens an diesem bestimmten Ort herbei.
3. Wenden Sie Ihre Aufmerksamkeit der nächsten Zone zu und wiederholen Sie Teile a, b und c der zweiten Stufe. Arbeiten Sie sich auf diese Art durch den ganzen Körper, angefangen bei den Füssen.

Nehmen Sie sich mindestens eine halbe Minute Zeit für jede Gegend, und nehmen Sie den ganzen Körper wiederholt durch, bis Sie so vollständig entspannt sind, dass Sie in *Yoga Nidra* fallen.

Savasana ist der altüberlieferte und natürliche Beitrag des Yoga zum sehr aktuellen Problem der Spannung und der Schlaflosigkeit. Da *Savasana* so wirkt, dass die metabolischen Prozesse herabgesetzt, die Nervenenergie aber beibehalten wird, ist *Savasana* einer der versteckten Schlüssel zu den vielen medizinisch beglaubigten Fällen von winterschlafähnlichen Zuständen, wenn man etwa Yogis wochenlang bei lebendigem Leibe begrub.

Die Beherrschung von *Savasana* wird es dem Schüler ermöglichen, bewusste Kontrolle über sein Muskel- und Nervensystem zu erlangen.

Yoni Mudra

Der ewige, jahrtausendealte Pfad des Yogas hat Techniken entwickelt, die es einem Menschen nicht nur ermöglichen, jener Illusion *(maya),* die wir «Leben» nennen, zu entrinnen, sondern sich in sich selbst zu einer wahren inneren Wirklichkeit zu flüchten, in der die leuchtende Lampe des transzendentalen Bewusstseins gefunden werden kann. Sowie ein Mensch den Yoga verwendet, um tiefer in seine Psyche einzudringen, wird er dem Kern seines Wesens immer näherkommen, bis er eine ganzheitliche physische, geistige und emotionelle Selbsterneuerung erlebt.

Eine solche Technik, die nach innen führt, ist *Yoni Mudra. Yoni* heisst Schoss oder Ursprung. Dies bezieht sich auf das Absolute oder Brahman als Ursprung allen Seins. Das Wort *Mudra* bezieht sich in diesem Fall auf eine körperliche Übung, die einen Einfluss auf den Geist hat. *Yoni Mudra* ist ebenfalls *Sanmukhi* genannt worden *(san* heisst sechs und *mukhi* heisst Öffnung oder Mund), was anzeigt, dass die sechs Körperöffnungen, nämlich Augen, Ohren, Nase, Mund, Anus und Geschlechtsöffnung geschlossen sind. Ein weiterer klassischer Name ist *Parang Mukhi. Parang* bedeutet ein Sichabwenden von der äusseren Welt, und ein Verschliessen der Sinne führt zu *Pratyahara* (Rückzug der Sinneswahrnehmungen).

Spezifische Vorteile

1. Die fünf Sinne werden mechanisch geschlossen, und dies führt fast wie von selbst zum Zustand des *Pratyahara.*
2. Das Nervensystem erfährt eine Verjüngung, besonders da die Augen geschlossen sind (und diese verbrauchen mehr Nervenkraft als jegliches andere Sinnesorgan).

3. Als Resultat der disziplinierten Konditionierung, die es braucht, um diese Stellung aufrechtzuerhalten, wird eine Zusammenarbeit zwischen Körper und Geist erreicht.
4. Es wird dem Geist die Möglichkeit gegeben, zu introvertieren und ein totales Abgeschnittensein von dem, was eine störende Umwelt sein kann, zu erleben. *Yoni Mudra* ist, wie *Savasana,* in eine einfache und eine fortgeschrittenere Technik aufgeteilt worden.

Die Grundtechnik

1. Nehmen Sie eine Meditationsstellung ein. *Padmasana* ist für diejenigen vorzuziehen, die im *Hatha Yoga* bereits erfahren sind, doch ist *Sukhasana* für den Anfänger durchaus angemessen.
2. Heben Sie die Ellbogen auf die Höhe der Schultern und im rechten Winkel zum Körper an, und lassen Sie sie auf beiden Seiten abstehen.
3. (a) Schliessen Sie die Ohren, indem Sie die Daumen in die Ohren stecken.
   (b) Schliessen Sie die Augen mit den Zeigefingern, indem Sie sie an die unteren Lider legen.
   (c) Legen Sie die Mittelfinger auf beide Seiten der Nasenflügel und lassen Sie die Nasenlöcher zur Atmung frei.
   (d) Drücken Sie mit den Ringfingern die Oberlippe zu.
   (e) Drücken Sie mit den kleinen Fingern die Unterlippe zu.
4. Atmen Sie langsam und gleichmässig, während Sie den Geist auf sämtliche visuellen Bilder, Flecken oder Farben konzentrieren, die auftauchen mögen. Wenn Flecken auftauchen, stellen Sie sich vor, dass sie sich ausdehnen und zusammenziehen.

Die Stellung sollte mindestens fünf Minuten lang eingehalten und nach und nach auf fünfzehn Minuten ausgedehnt werden. Sie werden bemerken, dass Farben nach dieser Übung leuchtender erscheinen, und ein Gefühl der Ruhe Sie erfüllt. Verbringen Sie eine Woche mit dieser

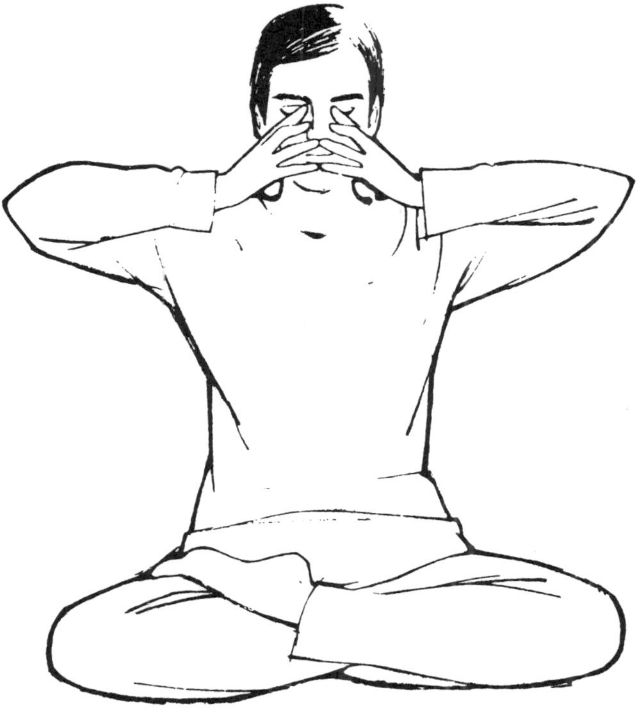

Yoni Mudra

«Grundtechnik», ehe Sie sich an der «Fortgeschrittenen Technik» versuchen.

Fortgeschrittene Technik

1. Wiederholen Sie die Grundtechnik bis hin zu und einschliesslich des dritten Teils.
2. Beginnen Sie nun das abwechselnde Atmen durch beide Nasenlöcher, indem Sie das linke Nasenloch mit dem linken Mittelfinger schliessen und langsam und gleichmässig durch das rechte Nasenloch atmen. Nach einer vollständigen Einatmung drücken Sie das rechte Nasenloch mit dem rechten Mittelfinger zu und atmen langsam und gleichmässig durch das linke Nasenloch aus. Atmen Sie langsam und gleichmässig durch das linke Nasenloch ein, schliessen Sie es, und fahren Sie mit der Wiederholung des Zyklus des abwechselnden Atmens durch beide Nasenlöcher fort.
3. Nachdem der Atemrhythmus festgelegt ist, fangen Sie mit der geistigen Wiederholung des Mantras *Ham Sa* an. *Ham* wird zur Einatmung geistig wiederholt und *Sa* wird zur Ausatmung geistig wiederholt. Die *japa* (Wiederholung) des Mantras muss in Verbindung mit dem abwechselnden Atem durch beide Nasenlöcher und dessen eingedenk geschehen. Dieses bestimmte Mantra wird eine tiefe Wirkung auf das Unbewusste haben und auch den bewussten Geist beruhigen.
4. Vertiefen Sie sich mehr und mehr in die Übung, mit dem Ziel, das zu erfahren, was am besten mit einem bewussten Moment der «Gedankenleere» umschrieben werden könnte.

Diese fortgeschrittene Stufe sollte während fünfzehn Minuten ausgeführt werden, bei einer Zielsetzung von einer halben Stunde.

Folgen der neuen Schritte

Wir wollen nun die Folgen der neuen Schritte der fortgeschrittenen Stufe erörtern.

Das Hinzufügen des abwechselnden Atems durch beide

Nasenlöcher hat eine tiefe Wirkung auf die Beziehung zwischen Körper und Geist. Wie wir in einem späteren Abschnitt noch genau besprechen werden, ist der Atemzyklus eine Hauptverbindung zwischen der körperlichen und geistigen Tätigkeit des Menschen.

Nicht nur, dass die physiologische Wirkung eines harmonisierten Metabolismus durch beherrschtes Atmen zur Entspannung führt, sondern langsames und gleichmässiges Atmen signalisiert dem unbewussten Geist «Ruhe» und «Frieden».

Wir können unseren Geist mit einem Affen vergleichen, der ständig von einem Ort zum andern hüpft und nie anhält, um sich zu erholen oder seine verstreute Energie einzusammeln, bis eine Stange in den Boden gerammt wird, auf die er klettern kann, um sich auszuruhen.

Während der frühen Stufen des *Yoni Mudra* ist der Geist von verschiedenen äusserlichen Sinnesreizen und geistiger Unruhe ausgeschlossen, und durch tiefe, gleichmässige Atmung noch mehr beruhigt worden. Dies ist der Augenblick, da der Geist eine «Stange» oder einen Konzentrationspunkt braucht, wenn er zu höheren Bewusstseinszuständen aufsteigen will. Die «Stange» oder der Brennpunkt wird in der Form des Mantras *Ham Sa* bereitgestellt, was «Er bin ich» bedeutet. «Er» ist die ewige Quelle allen Seins, Brahman, der Paratmatman, das Absolute. Man könnte kein stärkeres Sprungbrett, keinen besseren Brennpunkt finden, von dem man zu höheren Bewusstseinszuständen übergeht. Dieses *audgita* (stilles Singen) führt vom eigentlichen *Pratyahara* zu *Samyama* (Konzentration, Kontemplation und Meditation).

Yoni Mudra ist eine der passendsten Methoden im *Hatha Yoga,* um zu *antaranga,* den höheren Zweigen, um die es beim *Raja Yoga* geht, überzugehen. Es muss erwähnt werden, dass, so wie *Savasana* der versteckte Schlüssel zu den yogischen Trancezuständen darstellt, *Yoni Mudra* der Schlüssel zu den *siddhis* (paranormalen Kräften) der Hellsichtigkeit und Hellhörigkeit ist.

Polarisation

Raja bedeutet König, und somit ist *Raja Yoga* der «Königliche Yoga» oder der «Weg der Könige». Der «König» oder Meister in unserem Leben ist der Geist, und *Raja Yoga* lehrt die Beherrschung des Geistes.

Patanjalis *Yoga Sutras* wird als der klassische Text über *Raja Yoga* betrachtet. Seine vier Kapitel behandeln die Disziplin des Geistes und psychische Kräfte. *Astanga Yoga,* wie Patanjalis Buch oft genannt wird, ist eine spezifische Studie der inneren oder esoterischen vier Glieder des Yoga. Diese vier Glieder sind *Pratyahara* (manchmal als Teil des *Bahira-anga* oder der Übergangsstufe von *Hatha* zu *Raja* betrachtet), *Dharana* (Konzentration), *Dhyana* (Versenkung oder andauernde Konzentration) und *Samadhi* (Zustände der Extase, der Erleuchtung und des kosmischen Bewusstseins).

Paranormale Fähigkeiten

Wir werden uns hauptsächlich mit *Dharana* oder der Konzentrationsfähigkeit beschäftigen. Die Konzentration ist der Schlüssel zu den *siddhis,* den sogenannt übernatürlichen Kräften (eigentlich in uns allen vorhandenen, paranormalen Fähigkeiten) wie fotografisches Gedächtnis, Selbstanästhesie, Kopfrechnen, usw. Der Tradition entsprechend befähigt *Raja Yoga* den Schüler zu den spektakuläreren psychischen Kräften in Form von Telepathie, Hellsichtigkeit, Psychometrie und verwandten Phänomenen, welche zum Gebiet der Parapsychologie gehören.

Raja Yoga kann als Wissenschaft des Konzentrierens und Einstellens des bewussten Geistes auf den unbewussten Geist bis hin zum Auftreten einer Verschmelzung der beiden definiert werden, welcher in einem neuen, überbewussten Geisteszustand gipfelt. Wie Sie jetzt gefolgert haben, befasst sich *Raja Yoga* ausschliesslich mit dem Geist und kann deshalb als angewandte östliche Psychologie betrachtet werden.

In diesem Zeitalter der westlichen Psychologen und Sozialarbeiter wären ein paar Worte zu den grundsätzlichen Unterschieden zwischen der östlichen Psychologie, wie sie durch *Raja Yoga* vertreten wird, und der gegenwärtigen westlichen Psychologie nicht unangebracht.

Man kann sagen, dass die moderne westliche Psychoanalyse erst mit dem Werk Sigmund Freuds vor gut sechzig Jahren richtig begonnen hat. Die Psychologie des *Raja Yoga,* wie Patanjali erläutert, ist beinahe zweitausend Jahre alt, und die Quelle, aus der Patanjali sein Material bezog, ist sogar noch älter.

Die westliche Psychologie basiert auf einer durch empirische Tests bewiesenen Theorie, welche statistische Daten hervorgebracht hat. Die östliche Psychologie hat eine persönliche, subjektive Erfahrung als grundlegende Basis. Der östliche Schüler rationalisiert die Wahrheit nicht – er erfährt sie. Es ist ein östlicher Grundsatz, dass der Schüler nichts als wahr annimmt, bis seine persönliche Erfahrung es bestätigt.

Abweichende Methodologie

Westliche und östliche Psychologie haben beide zum Ziel, dem Menschen bei der Lösung seiner Probleme zu helfen. Worin sie voneinander abweichen ist ihre Methodologie.

Die westliche Methode führt den einzelnen lediglich dazu, in seinem Problem zu verharren und es durch «Psychoanalyse» oder durch die neuere und hervorragende, von Carl Rogers vertretene Schule der «nicht direktiven Beratung» zu verstehen. (Diese bestimmte Schule kommt nahe an die Methode der östlichen Psychologie heran.)

Die östliche Methode begrenzt die Lösungsmethode des Problems nicht und schlägt vielmehr vor, dass der Mensch seine persönlichen Probleme durch die verwandelnden Techniken des Yogas im allgemeinen und die des *Raja Yogas* im besonderen transzendieren sollte.

Was es braucht, ist eine Synthese des Besten aus der östlichen und westlichen Psychologie. Wo es der östlichen Psychologie an objektiven Daten zur empirischen Beweisführung fehlt, mangelt es der westlichen Psychologie an objektiven Techniken, welche subjektive Veränderungen im Patienten oder Schüler hervorbringen.

Die Leitung durch einen erfahrenen Lehrer vorausgesetzt, erhebt *Raja Yoga* zwei Ansprüche, deren Möglichkeit von der westlichen Psychologie ausdrücklich verneint wird. Erstens wird die Entwicklung eines fotografischen Gedächtnisses durch abgestufte Schritte der Visualisation ermöglicht, und zweitens kann der Intelligenzquotient des einzelnen weit über die Durchschnittsebene, vielleicht sogar auf «Genie-Ebene» angehoben werden. Indem er sich dieser Ansprüche erinnert, kann der Schüler sehen, wie interessant die Folgen einer ost-westlichen Synthese für ihn sein könnten.

Sorgenabsorbierende Übung

Wir beenden unsere Fünfzig-Minuten-Stunde beim Psychiater und stehen wieder einmal allein den Sorgen, Frustrationen und Problemen unseres Lebens gegenüber. Was haben wir gewonnen, das wir persönlich als konkrete Technik der «Selbsthilfe» anwenden könnten? *Raja Yoga* füllt die eigentliche Lücke der westlichen Psychologie mit einer sorgenabsorbierenden Übung, die wir «Polarisation» nennen.

Lassen Sie mich einen Vergleich zu Hilfe ziehen, um die Mechanismen der Polarisation zu verstehen. Nehmen wir an, wir hätten einen Magnet und ein Stück einer gewöhnlichen Eisenstange und wünschten das Metall zu magnetisieren oder «polarisieren». Sie werden sich sicher an genügend Naturkunde aus Ihrer Schulzeit erinnern, um zu wissen, dass die Molekularanordnung eines Magneten linear ist, so dass ein einziges Kraftfeld hervorgebracht wird. Dies ist beim Eisenstab anders, da seine Molekularstruktur keinem harmonischen Muster folgt, und somit die einzelnen Kraftfelder jedes Moleküls einander entgegenwirken.

Wenn wir beginnen, mit dem Magnet langsam und systematisch die Eisenstange auf- und abzufahren, werden wir die Molekularstruktur der Stange schrittweise auf eine Linie bringen, und es wird zu einem Zustand der Polarisation kommen, der aus der Stange einen Magnet werden lässt.

Der Magnet steht für unseren Geist, derweil die Eisenstange die emotionellen und psychischen Aspekte unseres Wesens symbolisiert. *Raja Yoga* lehrt «Polarisation» als eine Übung, welche zur Harmonie und Ausgeglichenheit zwischen allen positiven und negativen Aspekten der psychosomatischen Verbindung von Körper und Geist führt. Yoga lehrt, dass genauso wie wir den Körper mit geistigen Strömungen magnetisieren oder «polarisieren» können, dies auch durch das Funktionieren der psychischen Nerven oder *Nadis* möglich ist.

Ungeachtet der Theorie, wird ein kurzer Versuch der psychologischen Verjüngung, die diese geheime Übung vollbringt, den Schüler überzeugen, dass sie eine der wertvollsten Techniken im *Raja Yoga* ist.

Spezifische Vorteile

1. Regelmässig ausgeübt, wird Polarisation zur Erleichterung bei Angstzuständen und Depression führen. Der Geist wird während der Übung dazu gezwungen, sich zu vertiefen, und somit wird der «Sorgenkreis» durchbrochen.
2. Polarisation kann auf solche Weise ausgeübt werden, dass sie *Yoga Nidra* herbeiführt, und ist deshalb in Verbindung mit *Savasana* zuträglich in Fällen von Neurasthenie und Schlaflosigkeit.
3. Konzentrationsvermögen und Vorstellungskraft werden beträchtlich gesteigert, und gleichzeitig wird ein inneres Gewahrsein des Körpers entwickelt.

4. Die Theorie des Yogas schlägt vor, dass die Nerven durch die direkte Kontrolle der Nervenkraft oder des *prana* innerhalb des Körpers gereinigt werden *(nadisuddhi)*.

Technik

1. Legen Sie sich auf einer zusammengefalteten Decke auf den Rücken. Der Körper sollte so ausgerichtet sein, dass der Kopf nach Norden und die Füsse nach Süden gerichtet sind. Hier finden wir wieder das Yogaprinzip des Ausnützens von natürlichen Kräften – in diesem Fall des magnetischen Feldes der Erde.
2. Legen Sie die Füsse nebeneinander, und die Hände mit den Handflächen nach oben; legen Sie sie seitlich neben den Körper (sie sollen die Seiten berühren).
3. Wenn Sie Polarisation zur Heilung von Angstzuständen, Neurasthenie oder Schlaflosigkeit üben, sollten Sie sich vorbereiten, indem Sie *Savasana* rückwärts durchführen. Fangen Sie bei den Vitalzonen des Kopfes an und arbeiten Sie sich bis zu den Füssen durch. Bleiben Sie jedoch bewusst, und fallen Sie nicht in *Yoga Nidra.*
4. Beginnen Sie die eigentliche Polarisation, indem Sie sich bei einer langsamen, gleichmässigen Einatmung vorstellen, wie positive, pranische Sonnenenergie von warmer und goldgelber Farbe durch den Scheitel Ihres Kopfes in Sie einzieht, vom ganzen Körper Besitz nimmt und ihn durch die Fussohlen verlässt.
5. Bei einer langsamen, gleichmässigen Ausatmung stellen Sie sich negative, nichtpranische Mondenergie vor, von kalter und blauer Farbe, die durch die Fussohlen und den Körper hinaufgezogen wird und ihn dann durch den Scheitel des Kopfes verlässt.
6. Fahren Sie mit den entsprechenden Vorstellungen der Einatmung und Ausatmung fort, und versuchen Sie gleichzeitig zu fühlen, wie das physische Vorbeiziehen dieser Energien durch den Körper fährt und ein einem elektrischen Strom ähnliches Gefühl hervorruft.

Fühlen Sie, wie mit der farbigen Einatmung ein Prickeln

von Kopf bis Fuss durch Sie hindurchschwingt und bei der farbigen Ausatmung von Fuss bis Kopf. Synchronisieren Sie den Atem, die Visualisation und das Gefühl des Energiestroms.

Ernten des Gewinns

Für die Behandlung der obenerwähnten psychischen Symptome bleiben Sie in die Übung vertieft, bis Sie das Bewusstsein verlieren und in den erfrischenden Zustand des *Yoga Nidra* verfallen.

Zur Verbesserung der Konzentrationsfähigkeit und der Vorstellungskraft halten Sie den bewussten Geist auf die Visualisierungen und inneren Gefühle gerichtet, ohne sich zu erlauben, einzuschlafen.

Polarisation sollte fünfzehn Minuten bis zu einer halben Stunde lang und während mindestens einer Woche täglich ausgeführt werden, ehe Sie neue Übungen hinzufügen.

Das erste Zeichen, dass Sie diese Technik zu beherrschen beginnen, wird die Intensivierung des Konzentrationsvermögens sein, bis zu einem Punkt, wo Sie bei jeder Einatmung und Ausatmung einen deutlich erkennbaren elektrischen Strom durch Ihren Körper laufen fühlen.

Der Anfang unserer Studien des *Raja Yoga* ermöglicht eine Verfeinerung der *Hatha*-Technik des *Savasana,* eine Methode zur Erreichung körperlicher Entspannung, auf die unweigerlich eine geistige Entspannung folgt. Wir müssen jetzt anfangen, zwischen körperlicher Spannung und geistiger Spannung zu unterscheiden.

In der Regel können *Savasana* und *Polarisation* zusammen angewandt werden, um das Erreichen von *Yoga Nidra* zu sichern. Bedingung ist, dass *Savasana* in Fällen geistiger Spannung (Beängstigung, Sorgen) vom Kopf abwärts und nicht von den Füssen aufwärts ausgeführt werden muss.

Dies ist so aus dem einfachen Grund, dass wir unsere Geistestätigkeit (und somit unsere geistige Spannung) unbewusst und bewusst mit der Kopfgegend in Verbindung bringen.

Konzentration

Konzentration ist ein Sammeln des Geistes durch den Geist. Mit anderen Worten beinhaltet Konzentration immer einen inneren Ausgleich. Die meisten Leute vergessen jedoch, dass genauso wie ein zerbrechliches, hochempfindliches Mikroskop sanft eingestellt werden muss, Sanftheit auch Bedingung der wahren Konzentration ist. Yoga betont *Ahimsa* oder Gewaltlosigkeit, was auch immer die Tätigkeit sein mag.

Dharana Yantra

Wie können wir uns an einen entspannten Geisteszustand herantasten, bereit mit *Dharana* oder der Übung der Konzentration anzufangen? Schliessen Sie die Augen und schaffen Sie willentlich eine warme, ruhige, samtene Dunkelheit, als schauten Sie zu einem mondlosen, sternenlosen, tropischen Nachthimmel hinauf. Je angespannter Ihr Geist ist, umsomehr wird Ihre innere schwarze «Leinwand» von Farben und weissen Punkten gestört.

Als Hilfsmittel zum Erreichen des nötigen entspannten Geisteszustands, empfahlen Yogis Meditation in dunklen Höhlen, Klosterzellen und an ähnlichen Orten. Die Erschaffung eines reinen, schwarzen Feldes vor dem inneren Auge wird den Geist oft derart entspannen, dass Schmerzgefühle, die von psychosomatischen Kopfschmerzen stammen, unterbunden werden.

Der Schüler mag sich fragen, welch spezifisches Resultat durch *Dharana* im yogischen Schema der Selbstentwicklung angestrebt wird. Man kann sich den Geist wie einen von Wellen (emotionell) bewegten See vorstellen. Solch stürmische Gewässer gefährden Schiffe (die äusseren, durch die fünf Sinne wahrgenommene Gegenstände) und verdunkeln ausserdem die Sicht des Seegrundes.

Durch Konzentration werden die Gewässer des Geistes beruhigt, und wir erzielen eine klare Einstellung auf die Boote oder Sinneswahrnehmungen. Bei einer späteren Stufe *(Dhyana)* sammeln wir uns innerhalb unseres Wesens und erhaschen einen flüchtigen Anblick jener Perlen, die auf dem Seegrund unseres Lebens liegen.

Spezifische Vorteile

1. Entwickelt die Konzentration bis auf der vom *Raja Yoga* angestrebten Ebene.
2. Steigert die Vorstellungskraft, indem ein äusseres Bild auf das innere Auge des Geistes übertragen wird.

Vorbereitung

Der Schüler wird ein spezielles *Dharana Yantra* oder Konzentrationsdiagramm konstruieren müssen (ein Yantra ist eine zu Konzentrationszwecken benutzte geometrische Figur). Das *Dharana Yantra* wird hergestellt, indem man ein weisses, viereckiges Stück Papier von etwa sechs auf sechs Zentimeter in die Mitte eines schwarzen Blattes von Schreibpapiergrösse klebt.

Technik

1. Setzen Sie sich in eine Meditationsstellung und mit einem Abstand von etwa einem Meter einer leeren, hellen Wand gegenüber auf einen Stuhl.
2. Befestigen Sie das *Dharana Yantra*-Diagramm derart an der Wand, dass der Mittelpunkt des weissen Vierecks sich auf Augenhöhe befindet. Sorgen Sie dafür, dass genügend Licht von einer Quelle hinter Ihnen auf die Wand fällt, damit Sie das Diagramm gut sehen können.
3. Schliessen Sie die Augen und verbringen Sie zwei oder drei Minuten damit, eine warme, samtene Dunkelheit zu schaffen. Entspannen Sie sich und drängen Sie alle störenden oder ablenkenden Bilder sanft beiseite, indem Sie das

schwarze Feld der inneren Schau wiederholt in sich aufleben lassen.
4. Öffnen Sie die Augen und führen Sie während drei bis fünf Minuten *tratak* oder die Fixierung des Zentrums des Diagramms durch. Starren Sie gleichmässig und fest, indem Sie den Blinzelreflex etwas einschränken (Überanstrengung jedoch vermeiden), bis sich um die Ränder des weissen Vierecks eine Aura bildet.
5. Führen Sie Ihren Blick langsam und ohne Überanstrengung zu einem weissen Teil der Wand auf einer der Seiten, und konzentrieren Sie sich auf das Nachbild (ein schwarzes Viereck), das auf der Wand auftauchen wird. Halten Sie für so lange, wie das Bild sichtbar ist, an Ihrer Konzentration fest. Wenn es schwach wird, benutzen Sie Ihre Einbildungskraft, um es zu verstärken.
6. Wenn das Nachbild völlig abgeklungen ist, schliessen Sie die Augen, und beschwören Sie es geistig nochmals herauf. Versuchen Sie, es auf dem Bildschirm Ihres bewussten Geistes so ruhig wie möglich aufrechtzuerhalten.

Die Übung von *Dharana Yantra* sollte während wenigstens einer Woche fortgesetzt werden, ehe man mit der Technik des *Inneren Dharana* anfängt. Die Übungsdauer sollte auf fünfzehn Minuten ausgedehnt werden, und Sie sollten so viel Zeit wie nötig für jede Stufe der Übung aufwenden.

Inneres Dharana: Spezifische Vorteile

1. Entwickelt die Konzentrationsfähigkeit und Vorstellungskraft bis zu dem Punkt, wo ein fotografisches Gedächtnis zur deutlichen Möglichkeit wird.
2. Kann gezielt angewandt werden, um latente Gedächtnisspuren des Unbewussten zu erwecken und somit vergessenes Gedächtnismaterial zurückrufen.

Technik

1. Legen Sie sich in einem halbdunklen Raum auf den Rücken.

2. Schliessen Sie die Augen und schaffen Sie mit grosser Sorgfalt ein mentales Feld warmer, samtener Dunkelheit, wie in Schritt drei von *Dharana Yantra.*
3. Projizieren Sie auf Ihr schwarzes Feld ein weisses Viereck, etwa von der Grösse eines Blatts Schreibpapier und 30 bis 35 Zentimeter vor Ihren Augen zentriert. Konzentrieren Sie sich darauf, das Bild ruhig zu halten, und hindern Sie es daran, sich horizontal oder vertikal zu bewegen.
4. Halten Sie das vom schwarzen Hintergrund umrahmte, weisse Viereck still, und stellen Sie sich in dessen Mitte einen schwarzen Kreis oder ein schwarzes Loch vor. Der schwarze Fleck sollte etwa so gross wie ein mittleres Geldstück sein. Konzentrieren Sie sich auf den schwarzen Kreis, indem Sie die gesamthafte Vorstellung von schwarzem Hintergrund, weissem Viereck und schwarzem Zentrum aufrechterhalten.
5. Beenden Sie die Übung, indem Sie die ganze bildliche Vorstellung plötzlich fallen lassen und achten Sie dabei auf die unbewussten Bilder, die vor dem geistigen Auge vorbeiziehen mögen.

Die bestimmte Form von *Innerem Dharana* kann bis zu dem Punkt gepflegt werden, wo man die Augen für einige Momente schliesst und sich des gewünschten Materials, das jenseits der bewussten Erinnerung abgeglitten war, sofort erinnert.

Alle vergessenen Erinnerungen sind lediglich von der bewussten zur unbewussten Gedankenbank übergegangen. Wenn wir etwas vergessen haben, wie zum Beispiel bei einer Prüfung, heisst das, dass der bewusste Geist in diesem Moment eingefroren ist und sich damit der Kommunikation mit den Gedächtnisspulen verschlossen hat. Die Übung «taut den bewussten Geist auf», indem Sie die Spannung löst und ein freies Fliessen entlang dem assoziativen Strom des vorbewussten und unbewussten Gedächtnisreservoirs erlaubt.

Das nächste Mal, wenn Sie eine gewünschte Sache oder einen Namen vergessen, schliessen Sie die Augen und geben Sie den scharfen, geistigen Befehl, dass Sie «sich erinnern werden». Dann vertiefen Sie Ihren Geist in diese bestimmte *Innere Dharana*-Übung. Nachdem Sie die bildhafte Vorstellung beendet haben, konzentrieren Sie sich intensiv darauf, das Bild für einige Sekunden ruhig zu halten. Zerschlagen Sie es dann (immer noch mit geschlossenen Augen), damit die gewünschte Assoziation in Ihren bewussten Geist springen kann. Mit etwas Übung wird die Erinnerung Ihnen in zehn bis fünfzehn Sekunden kommen.

Das GFB-Prinzip

Die Fähigkeit, intensive mentale Bilder zu erzeugen, ist der halbe Schlüssel des Erinnerungsvermögens. Diese Fähigkeit ist leicht zu erschaffen, wenn Sie die grundlegende Mechanik der Vorstellungskraft einmal verstehen.

«GFB» steht für «Grösse, Farbe, Bewegung» – die drei Bedingungen für erfolgreiche, mentale Bildschöpfung. Wenn wir einen Eindruck in unser Gedächtnis einprägen wollen, müssen wir dies tun, indem wir unseren Geist einer Dreiheit von Schocks unterziehen. Das beste Beispiel hierfür ist der Werbepsychologe, der durch den gekonnten Einsatz von grossen Werbetafeln, lebendigen Farben und aufleuchtenden Neonzeichen Eindrücke auf unseren Geist projiziert.

Nehmen Sie einen einfachen Gegenstand, etwa ein Streichholz, und versuchen Sie, es sich bildhaft vorzustellen, mit dem Vorsatz, «Streichholz» als ersten von fünf Gegenständen zu erinnern. Schauen Sie sich das Streichholz an, schliessen Sie die Augen und stellen Sie es sich geistig so vor, als wäre es zur Grösse einer Telefonstange angewachsen. Verschaffen Sie sich ein geistiges Gefühl dieser enormen Grösse. Stellen Sie sich nun vor, das Streichholz würde angezündet, und sehen Sie das intensive Rot der Flamme und das plötzliche Auflodern der Zündung. In diesem Augenblick haben Sie Farbe und Bewegung zusammen mit Grösse ins Spiel gebracht, um sich das «Streichholz» ins Gedächtnis zu prägen.

Zusammen mit GFB benutzen wir das bekannte Prinzip der Assoziation, um die Erinnerung einer Reihe von Vorstellungen zu ermöglichen. Zwischen jedem Gegenstand wird durch Assoziation ein Bindeglied hergestellt.

Stellen Sie sich einen von einem brennenden Streichholz abspringenden Funken vor, der auf den flauschigen Schwanzstummel eines grossen, weissen Kaninchens fällt, welches seinerseits anfängt herumzuhoppeln, mit dem Bestreben, seinen schwelenden Schwanz zu löschen.

Das Kaninchen zieht nun eine überdimensionale Zahnbürste hervor, und fängt an, sich damit die Zähne zu bürsten. Als es damit fertig ist, wirft es die Zahnbürste in einen Fluss, welcher unten vorbeitost. Ein Reh kommt an den Fluss, um vom Wasser zu trinken.

Sie sollten jetzt finden, dass Sie ohne sich anzustrengen fünf Gegenstände im Kopf behalten haben, nämlich das Streichholz, ein Kaninchen, eine Zahnbürste, einen Fluss und ein Reh. Es ist genau so einfach, zwanzig Gegenstände miteinander zu verbinden wie fünf. Dem Schüler wird geraten, dies für sich selbst auszuprobieren.

Wiederbelebung

Der Yoga hat immer schon sehr spezifische Theorien über den Geist und seine Anwendungsmöglichkeiten gehabt. Der Yogi betrachtet «Geist» als die höchste Entwicklungsstufe von Energie, und diese Theorie beschränkt sich nicht nur auf den einzelnen Geist sondern gilt für das gesamte Universum. Yoga schlägt vor, dass der endgültige und ursprüngliche Zustand des Universums Energie in Form eines «kosmischen Geistes» ist, welcher alles Erdenkliche durchdringt, und daraus geht hervor, dass der Mensch von «Geist» umgeben ist, so wie Goldfische von Wasser umgeben sind.

Wenn der kosmische Geist (Mind) sich offenbart, indem er Materie erschafft, wird die grundlegende Energie, die in solchen Phänomenen wie Kohäsion, Elektrizität, Magnetismus und so weiter zutage tritt, *prana,* die grundlegende, kinetische Energie des Universums, genannt. Eine solche Kosmologie führt natürlich zu der Theorie, dass jeder individuelle Geist *prana* oder die Nervenkraft innerhalb des physischen Körpers kontrollieren können sollte, da Geist alles ist, und dessen grundlegende Form *prana* genannt wird.

Im Gegensatz zur westlichen, behauptet die östliche Wissenschaft, dass die Nervenkraft innerhalb des Körpers vermehrt, gespeichert, und durch den Geist beliebig beherrscht werden kann.

Diese Beherrschung der Energie *(prana)* wird durch die Meisterung von *Pranayama* (Energiekontrolle) und den damit verbundenen Atemübungen erlernt. Es wird angenommen, dass der Atem dem Körper nebst Sauerstoff auch *prana* zuführt. Dies hat viele Leute dazu verleitet, schwierige und manchmal gar gefährliche Atemübungen durchzuführen, und oft sind sie enttäuscht gewesen, wenn eine Zunahme von pranischer Energie scheinbar ausblieb.

Raja Yoga besitzt den Schlüssel, der das scheinbare Scheitern erklärt, welches viele Leute mit *pranayama* erleben. Der Schlüssel liegt in der Konzentration des Geistes auf den Körper während der Ausführung von *pranayama*. Genauso wie das Blut durch den Körper fliesst, lehrt *Raja Yoga,* dass man den Geist dazu bringen kann, bewusst durch den ganzen Körper zu fliessen. So wie das Blut Träger des Sauerstoffs ist, ist der Geist Träger des *prana,* und dies ist das ganze Geheimnis der Wiederbelebung und Verjüngung des Körpers.

Die Ausübung von *Savasana* hat Sie gelehrt, den Geist jedem beliebigen *Marmasthanani* zuzuführen, derweil Polarisation Sie zu den ersten Versuchen der Beherrschung von pranischer Energie führte. Sie sind jetzt bereit für eine wirksame Verjüngungstechnik, die keine Meisterung einer schwierigen *pranayama*-Übung verlangt, sondern lediglich das bequeme Anhalten des Atems gepaart mit intensiver Konzentration auf die *Marmasthanani* oder Vitalzonen.

Spezifische Vorteile

1. Zu einer Zunahme an roten Blutkörperchen führende, erhöhte Sauerstoffaufnahme.
2. Die verlangte volle Einatmung baut die Brustgegend auf, verbessert die Herztätigkeit und trägt dazu bei, das venöse Blut zum Herzen zurückzuführen.
3. *Prana* wird dem Körper bewusst eingeflösst, und dies führt wiederum zu einer Aufladung des Nervensystems.
4. Ein sehr wirksames Gegenmittel zur schnellen Überwindung von sowohl geistiger als auch körperlicher Müdigkeit und Erschöpfung.

Technik

1. Legen Sie sich mit dem Rücken auf den Boden, die Füsse beisammen, und die Hände, mit den Handflächen nach oben, an die Körperseiten.

2. Atmen Sie einen langsamen, gleichmässigen, tiefen Zug ein, und halten Sie ihn so lange wie die Lunge sich voll anfühlt. Halten Sie Ihren Atem so lange an, wie es bequem ist und ohne Anstrengung aufkommen zu lassen.
3. Während Sie den Atem anhalten, wenden Sie Ihre geistige Aufmerksamkeit den Füssen zu (erste Vitalzone), und stellen Sie sich vor, wie pranische Energie durch diese Gegend fliesst und ein Prickeln verursacht.
4. Atmen Sie langsam aus, und lassen Sie dabei die Intensität der Konzentration los.
5. Atmen Sie erneut ein, halten Sie den Atem an, und schreiten Sie zum nächsten *Marmasthanani*, den Schienbeinen. Wiederholen Sie die Konzentration.
6. Arbeiten Sie sich dem Körper entlang hoch, indem Sie den Atem anhalten und sich auf jeden der Vitalpunkte konzentrieren, bis Sie schliesslich beim Kopf anlangen.
7. Wenn nötig, wiederholen Sie das ganze mehrmals, bis Sie von Kopf bis Fuss ein eindeutiges Prickeln und Glühen fühlen.

Nehmen Sie sich mindestens fünfzehn Minuten Zeit für diese Übung. In dieser Zeitspanne sollten Sie den ganzen Körper je nach Dauer des Atemanhaltens drei oder mehr Male durchnehmen können. Der Schüler sollte am Ende einer mehrmonatigen Übungszeit danach trachten, ein *kumbhak* oder Atemanhalten von fünfzehn Sekunden zu erreichen. Kern der Übung ist es, jeder der verschiedenen Vitalzonen so bewusst gewahr zu werden, dass Ihr «Gewahrsein» eine prickelnde Anzeige des erfolgreichen Einströmens von *prana* in diese Gegend erzeugt.

Wiederbelebung, im Zusammenhang mit anderen Übungen benutzt, eignet sich ausgezeichnet dazu, den Geist aus einem Zustand tiefer Versenkung und von Monoideismus (Eingedanklichkeit), wie er aus *Yoni Mudra* hervorgeht, zurückzubringen.

Der Schüler muss sich vergegenwärtigen, dass die Wiederbelebungstechnik nichts für jene ist, die unter Herzkrankheit leiden.

Die Theorie des Laya-Yoga

Laya Yoga ist die Wissenschaft von der Freisetzung latenter, im menschlichen Nervensystem versteckter Energie.

In seiner Entwicklung von einem hauptsächlich physisch motivierten zu einem geistig motivierten Tier hat der Mensch viel an körperlicher Kraft und Ausdauer der höhlenbewohnenden Vorfahren des Menschen in Form von potentieller Energie immer noch in seinem Zentralnervensystem (nämlich dem Gehirn und dem Rückgrat) gefangen. *Laya Yoga* ist der Schlüssel, der versucht, die versteckten Energiereserven des Menschen zu erschliessen.

Diese latente Energie wird *kundalini* genannt und durch eine dreieinhalbmal gewundene Schlange versinnbildlicht. Die Symbologie der Schlange vermittelt uns die geheime Bedeutung der *kundalini*.

Die Schlange ist seit eh und je ein sexuelles Symbol gewesen und dies weist darauf hin, dass *kundalini* innig mit der sexuellen Ausdrucksfähigkeit des Menschen verbunden ist. In Wirklichkeit entspringt die Geschlechtstätigkeit dem Strom der *kundalini* und ist das konkreteste Beispiel dafür, dass wir eine latent in uns liegende Energie haben, die weitreichende Auswirkungen auf unser Leben hat. Man sagt, dass der Orgasmus der sexuellen Vereinigung dem Zittern und der Verzückung der aufsteigenden *kundalini* ähnlich ist.

Diese Verbindung zwischen sexueller Tätigkeit und *kundalini* hat zu der Entwicklung zweier eindeutig verschiedener Gedankenschulen geführt. Die Tantra-Schule lehrt das Erwecken und Freisetzen der *kundalini* durch den körperlichen Geschlechtsakt, der als Kanal dient, durch den sie diese Energie ausdrücken kann. Die Yoga-Schule lehrt, dass sexuelle Tätigkeit eingeschränkt werden sollte *(Bramacharya).* Sie unterdrückt dadurch die *kundalini,* bis der Druck gross genug wird, dass die *kundalini* sich selbst zur Erweckung zwingt. Beide Schulen besitzen die Hälfte des Schlüssels in ihren entsprechenden Gesichtspunkten, mit dem Resultat, dass beide Schulen westliche Menschen, die dazu übergegangen sind, die von jeder Tradition verlangten, nicht unbedingt harmlosen Übungen durchzuführen, gründlich verwirrt haben.

Die Weisheit der geistigen Beherrschung

Die Schlange versinnbildlicht nicht nur den Drang zur Fortpflanzung, sondern auch die Weisheit der geistigen Beherrschung. Dies deutet darauf hin, dass, wenn es eine derartige Energie wie *kundalini* gibt, diese nur durch den Geist freigesetzt werden kann, indem dieser vorsichtig diejenigen Punkte anregt, wo *kundalini* sich am ehesten manifestieren wird. Derjenige, der *kundalini* erwecken oder erregen will, ohne zuvor durch *Laya Yoga* Beherrschung über seinen Geist erlangt zu haben, würde sich der Gefahr geistiger Krankheit aussetzen.

Der letzte Punkt, auf den der Schüler aufmerksam gemacht werden sollte, betrifft die Tatsache, dass die Schlange immer aufgerollt dargestellt wird. Das Aufgerolltsein der Schlange bedeutet Vorbereitung zum Angriff, und genauso liegt *kundalini* wie eine Feder in uns zusammengedrückt, bereit, unter den geeigneten Bedingungen von potentieller, statischer Energie zur kinetischen Äusserung überzugehen. Die drei Windungen stehen für die drei Energiezustände (positiv, negativ und neutral), derweil die halbe Windung die *kundalini* als immer am Rande des Wechsels von statisch zu kinetisch darstellt.

Im Osten wird gelehrt, dass genauso wie der Schlangenbeschwörer sich zuerst gegen das Gift seiner Schlangen immunisieren muss, der Schüler des *Laya Yoga* sich auf die *kundalini* vorbereiten muss, anderweitig er die Konsequenzen zu spüren bekommt. Es wird auch davor gewarnt, dass es leichter ist *kundalini* zu erwecken, als sie zu beherrschen und zu unterwerfen.

Der Prozess der Einkehr

Die alten Yogis gelangten zu ihrer bemerkenswerten Kenntnis des menschlichen Körpers hauptsächlich durch einen Prozess der Einkehr. Durch *Raja Yoga* wurden sie ihrer selbst in einem Masse gewahr, dass sie die wichtigsten Blutbahnen, Nerven und Organe wohl eher «spürten» als «sahen». Aus solchen Einsichten entstand eine Theorie über die Existenz gewisser *Nadis* oder psychischer Nerven, durch die *kundalini* in Erscheinung treten könnte.

Die drei wichtigsten dieser astralen Kanäle wurden *Ida, Pingala* und *Shushumna* genannt. *Ida* und *Pingala* sollen der linken und rechten Seite der Wirbelsäule entlang verlaufen (analog den Knoten des sympathischen Nervensystems auf beiden Seiten des Rückgrats), derweil *Shushumna* zwischen ihnen hindurch verläuft, in ihrer Lage der Wirbelsäule entsprechend.

Allegorisch gesehen, versinnbildlicht *Shushumna* den Kanal des «Bewusstseins» in jedem von uns, welches durch die Gefühle, die in *Ida* und *Pingala* wuchern, leer oder «gekreuzigt» gehalten wird (die beiden Diebe, die zu beiden Seiten Christis hängen).

Kundalini wird in einem eiförmigen *Kanda* in der Basis der Wirbelsäule gespeichert, von dem zweiundsiebzigtausend psychische Nerven ausgehen, *Ida, Pingala* und *Shushumna* inbegriffen. Ziel des *Laya Yoga* ist, *kundalini* zu erwecken, und sie dazu zu führen, *Shushumna* entlang aufzusteigen, verschiedene Vitalzentren entlang diesem Pfade zu erwecken und zuletzt das oberste Zentrum, *Sahasrara,* zu erreichen, wo eine Vereinigung zwischen *kundalini shakti* (weiblicher oder negativer Energie) und *shiva shakti* (männlicher oder positiver Energie) stattfindet.

Dieses Konzept kann entweder symbolisch oder wörtlich aufgefasst werden. Jedem «Chakra» oder psychischem Zentrum, wie es von der aufsteigenden *kundalini* berührt wird, wohnt der Gott und die Göttin inne. Dies könnte man als Gleichnis für die Vereinigung der positiven und negativen Aspekte unseres Lebens betrachten, die beim Aufstieg zu einem spirituellen Bewusstsein stattfindet.

Meistens wird gelehrt, dass der menschliche Körper sieben hauptsächliche psychische Zentren umfasst, fünf entlang der Wirbelsäule und zwei im Kopf. Diese Zentren werden *chakras* oder *padmas* genannt. *Chakra* heisst Rad, und somit wird angedeutet, dass diese Zentren sich bewegen oder aktiv sind. *Padma* heisst Lotos, und wie beim Lotos, einer im Wachsen befindlichen Pflanze, so sind auch die psychischen Zentren in uns nicht voll entwickelt, sondern müssen ihre «Blätter» erst voll entfalten.

Ein psychisches Zentrum *(chakra* oder *padma)* kann als eine wirbelnde Energiespirale definiert werden, die sich am Verbindungspunkt zwischen Körper und Geist befindet.

Der Schüler mag sich zuerst vom Gedanken der «psychischen Zentren» abgestossen fühlen, doch wenn er in Betracht zieht, dass diese Lehre des *Laya Yoga* in Wirklichkeit eine 2500 Jahre alte Theorie darstellt, die erst kürzlich von der modernen Psychiatrie als «psychosomatische Medizin» wiederentdeckt wurde, muss diese Haltung der eines rationalen Interesses weichen.

Jedes *chakra* ist mit einer wichtigen Drüse und einem wichtigen Nervengeflecht im Körper verbunden. Durch einen Zufall, oder durch eine Methode der analytischen Einkehr, die uns heutzutage abgeht, entsprechen die Punkte, an denen sich jedes *chakra* befindet, den Punkten des Körpers, wo psychosomatische Spannungen am häufigsten auftreten.

Die Chakras

1. *Muladhara* heisst «Wurzelträger» und befindet sich an der Basis der Wirbelsäule, in der Gegend des Steissbeins; es wird körperlich sichtbar an den Geschlechtsdrüsen und dem «Beckengeflecht». Gemäss der Überlieferung beherrscht dieses *chakra* die Geschlechtsfunktionen des Men-

schen und eine Funktionsstörung auf der psychischen Ebene würde Nymphomanie und Satyriasis hervorbringen. Es heisst, dass dieses *chakra* für solch psychosomatische Symptome wie Impotenz und Frigidität verantwortlich ist.

2. *Swadhisthana* heisst «der eigene Ort». Alle Körperflüssigkeiten werden durch dieses *chakra* ausgewogen und kontrolliert. Physiologisch mit den Adrenalindrüsen, den Nieren und dem hypogastrischen Geflecht verwandt, wurzelt *Swadhisthana* in den ersten Wirbeln der Kreuzgegend. Funktionsstörungen dieses *chakras* bringen Störungen im Flüssigkeitshaushalt wie Oederne, Blutvergiftungen, Frauenleiden, Fettsucht, usw. hervor.

3. *Manipura* oder die «Stadt der Juwelen» entsteigt der Lendengegend der Wirbelsäule und manifestiert sich körperlich im Sonnengeflecht. Die Drüse, die am häufigsten mit *Manipura* in Verbindung gebracht wird, ist die Bauchspeicheldrüse. Manche Sachverständige schlagen auch die Leber vor. Das Sonnengeflecht (Solarplexus), ist oft das «zweite Gehirn» genannt worden, und seine psychosomatische Bedeutung wird von jedem, der schon einmal unter Magenkrämpfen, «nervösen Gefühlen» im Magen, usw. gelitten hat, anerkannt werden. Gefühlsspannungen beeinträchtigen zuallererst das Sonnengeflecht und anhaltende Spannungen können für Magengeschwüre, Zuckerkrankheit und gar Krebs verantwortlich sein.

4. *Anahata* das Zentrum des «unangeschlagenen Klanges» erscheint zwischen den oberen Brustwirbeln und ist physiologisch mit dem Herzgeflecht und der Thymusdrüse verwandt. Psychosomatische Störungen wie Angina pectoris, Herzklopfen, Tachykardie, usw. können logischerweise mit diesem *chakra* in Verbindung gebracht werden.

5. *Vishuddha* oder «Reinheits-Zentrum» ist das letzte der entlang der Wirbelsäule verwurzelten *chakras* (Halsgegend in diesem Fall). Die Schilddrüse und das Rachengeflecht werden mit *Vishuddha* als dessen typische Träger in Verbindung gebracht. Mit *Vishuddha* verwandte physische Symptome würden die häufig durch eine Funktionsstörung

der Schilddrüse hervorgerufenen Depressionen umfassen, wie auch Sprachschwierigkeiten, die eher eine psychologische als eine physiologische Ursache haben.

6. *Ajna* oder das Zentrum des «Nichtswissens» (etwas Höheres als den menschlichen Verstand andeutend) soll zwischen den Augenbrauen, etwa dort, wo die Hypophyse im «türkischen Sattel» ruht, angesiedelt sein. Von *Ajna* wird geglaubt, dass es mit dem Nasengeflecht verwandt ist. Spannung, Sorgen und Angstzustände entstehen alle aus einer Störung von *Ajna.* Dies ist interessant, wenn wir in Betracht ziehen, dass die Hypophyse «Hauptdrüse» genannt worden ist, wegen der Wirkung, die ihre Ausscheidungen auf das Funktionieren der anderen endokrinen Drüsen hat.

7. *Sahasrara chakra* bedeutet das «tausendblättrige» Zentrum. Dies ist eine Andeutung auf die Tausenden und Abertausenden von Hirnzellen, die im Grosshirn enthalten sind, mit welchen *Sahasrara* verwandt ist. Die Drüse, die mit *Sahasrara* verbunden ist, ist die Zirbeldrüse.

Es heisst, dass wenn *kundalini* aufsteigt und sich mit *Suhasrara* vereint, der daraus entstehende Schock die Zirbeldrüse aus ihrem schlafenden Zustand erweckt, und der Mensch *siddhis* oder paranormale Kräfte erlangt. Diese *siddhis* stellen schlummernde Sinnesfähigkeiten im Menschen dar, welche durch Nichtverwendung verloren gegangen sind.

Australische Ureinwohner, zum Beispiel, sind immer noch dazu fähig, einen Menschen nach dem Geruch aufzuspüren, ähnlich wie dies ein Hund tut. Die primitiven Eingeborenen riechen Wasser in Wüstengegenden und weisen im allgemeinen ein geschärftes Empfindungsvermögen ihrer Umwelt gegenüber auf, das ihrem zivilisierten Gegenstück abgeht. Die *siddhis* sind, wie beim Tier, durch die Macht der Umstände aktiv geblieben.

Ich habe das über die Theorie des *Laya Yoga* vorhandene Material hiermit keineswegs erschöpfend dargestellt, sondern mich lediglich an das gehalten, was für die Zwecke

Chakra-Tafel I

Sanskrit	*Deutsch*	*Körper-Wurzel*	*Geflecht & Drüse*
Muladhara	«Wurzelträger»	Steissbein	Beckengeflecht Hoden & Eierstöcke
Swadhisthana	«der eigene Ort»	Kreuzwirbel Bauchnabel (unten)	hypogastritisches Geflecht Adrenalindrüsen
Manipura	«Stadt der Juwelen»	Lendenwirbel Bauchnabel (oben)	Sonnengeflecht Bauchspeicheldrüse & Leber
Ananata	«unangeschlagener Klang»	Brustwirbel Herzgegend	Herzgeflecht Thymusdrüse
Vishuddha	«Reinheit-Zentrum»	Halswirbel Halsgegend	Rachengeflecht Schilddrüse
Ajna	«Nichtwissen»	die Nase betreffend zwischen den Augen	Nasen-Wimpern- Geflecht Hypophyse
Sahasrara	«tausendblättrig»	Scheitelhöhe Scheitel des Kopfs	Grosshirn Zirbeldrüse

dieses Buches wesentlich ist. Vor allem habe ich mich darauf konzentriert, jegliche diesbezügliche Theorie in einer unserem Denken mehr oder weniger annehmbaren Form darzustellen.

Was diese Theorie in ihrer Gesamtheit angeht, wird der Leser folgende Punkte leicht erkennen:

1. Die Theorie kann als Allegorie des Aufkommens und der Transmutation des menschlichen Bewusstseins zum göttlichen Bewusstsein verstanden werden.
2. Diese alte Theorie enthält Material, das eine nicht zu verleugnende Bedeutung für die Annahmen der modernen psychosomatischen Medizin bereithält.

Chakra Dharana

Die Menschheit ist sich schon seit jeher der Existenz gewisser Vitalzonen im menschlichen Körper bewusst gewesen. Die Anwendung des esoterischen Wissens um diese Nervenzonen variierte je nach Zivilisation.

Den Schüler wird es interessieren, dass es eine Beziehung zwischen den *chakras* der indischen Yogis und den *kyushos* der japanischen Judo-Experten gibt. Die sieben tödlichsten *kyushos* (Jiu-Jitsu-Druckpunkte) wie sie im *Atemiwaza,* einer der esoterischen Zweige des Judos, gelehrt werden, entsprechen haargenau den überlieferten Positionen der sieben Chakras. Derweil der indische Geist dieses Wissen zu geistigen und psychischen Zwecken verwendet, benützt der japanische Geist dasselbe Wissen für konkrete physische Zwecke, nämlich, zum Herbeiführen der Bewusstlosigkeit oder gar des Todes *(Atemiwaza)* und der Wiederbelebung derer, die solchermassen ausser Gefecht gesetzt wurden (*kwappo).*

Es gibt Beweise dafür, dass Judo in Indien entstand, von den tibetanischen Mönchen als Mittel der Selbstverteidigung aufgenommen wurde (ihre religiöse Berufung verbot das Tragen von Waffen), und sich von Tibet nach China ausbreitete, wo es im fünfzehnten Jahrhundert von den Japanern aufgegriffen und entwickelt wurde. Dies scheint wahrscheinlich, wenn wir nur an die Auswanderung und Verwandlung des indischen Buddhismus zum japanischen Zen denken.

Verschiedene moderne Yogaschulen haben die Meinung vertreten, dass die *chakras,* samt der mit ihnen in Verbindung gebrachten Symbolik, nichts anderes darstellten, als eine den Geist dazu zwingende Methode, sich auf den Körper zu konzentrieren. Dem mag so sein, besonders wenn wir in Betracht ziehen, dass eine der wörtlichen Bedeutungen des Sanskritwortes *Laya* «Aufnahme» ist. Eine solche Aufnahme oder Konzentration würde zur «Öffnung» oder Harmonisierung der *chakras* und ihrer entsprechenden psycho-physischen Funktionen führen.

Diese östliche okkulte Theorie würde annehmbar für den Westen, wenn man nachweisen könnte, dass eine solche Konzentration die psychosomatischen Spannungen, die so oft in diesen Vitalzentren auftreten, löst. Der Autor ist sicher, dass eine solche Konzentration dazu verhilft, Spannungen in genau diesen Punkten zu zerstreuen und fühlt sich demnach dazu berechtigt, die Technik des *Chakra Dharana* weiterzugeben.

In den Anfangsstufen übt man den Geist am besten, indem man ihm etwas Konkretes gibt, auf das er sich konzentrieren kann. Dies ist der Zweck der ausführlichen Symbolik. Jedes *chakra* hat eine bestimmte Anzahl von Blättern, jedem Blatt wird ein Buchstabe des Sanskritalphabets (dies dient zur Erweckung des *chakras* durch *Mantra Yoga),* ein Tier, ein Gott und eine Göttin, eine geometrische Form, eine Farbe und ein *Bija* oder Samenmantra zugeordnet.

Für unsere Zwecke genügt es, wenn wir lediglich die letzten drei symbolischen Komponenten kennen, nämlich Farbe, Form und *Bija*-Mantra. Schüler, die die vollständigen symbolischen Bedeutungen eines jeden *chakras* erlernen möchten, wird empfohlen, *Die Schlangenkraft* von Arthur Avalon einzusehen. Die Form und Farbe der ersten fünf *chakras* stehen für das *tattwa* oder das jedem zugeschriebene Element. Das *Bija* oder Samenmantra ist der Grundton, der die schlummernde Energie der einzelnen *chakras* sammelt oder erweckt.

Symbologie der Chakras

Muladhara: Ein gelbes, *Prithivi,* das Erdelement, versinnbildlichendes Quadrat. Das *Bija*-Mantra ist «Lang».

Chakra-Tafel II

Chakra	*Geometrische Form*	*Farbe*	*Bija-Mantra*
Muladhara	Quadrat	gelb	«Lang»
Swadhisthana	zunehmender Mond	silber	«Vang»
Manipura	Dreieck (Spitze nach unten)	rot	«Rang»
Anahata	Sechseck	blau	«Yang»
Vishuddha	Oval (Ei)	schwarz	«Hang»

Swadhisthana: Ein silberner, zunehmender Mond, der *Apas,* das Wasserelement, darstellt. *Bija*-Mantra ist «Vang».

Manipura: Ein rotes Dreieck mit der Spitze nach unten, welches *Tejas,* das Feuerelement darstellt. *Bija*-Mantra ist «Rang».

Anahata: Ein blaues Sechseck, zusammengesetzt aus zwei verschachtelten, gleichseitigen Dreiecken, das *Vayu* oder das Luftelement darstellt. *Bija*-Mantra ist «Yang».

Vishuddha: Ein schwarzes oder tiefblaues, ovales Ei, welches *Akasha* oder den Äther darstellt. Das *Bija*-Mantra ist «Hang».

Der Ablauf des *Chakra Dharana* beginnt mit dem äusseren *Dharana* und endet mit dem inneren *Dharana.* Diese Art von Konzentration würde man eine *Saguna*-Meditation oder eine sich auf konkrete Eigenschaften beziehende Meditation nennen, wie sie durch Form und Farbe ausgedrückt werden.

Spezifische Vorteile

1. Konzentration und Visualisierung werden verbessert.
2. Die östliche, okkulte Theorie besagt, dass diese Konzentrationstechnik die sicherste und natürlichste Art ist, die «Psychischen Zentren» sanft zu erwecken und miteinander in Einklang zu bringen.
3. Entspannung von psychosomatischer Spannung sollte einer regelmässigen Ausübung entwachsen.

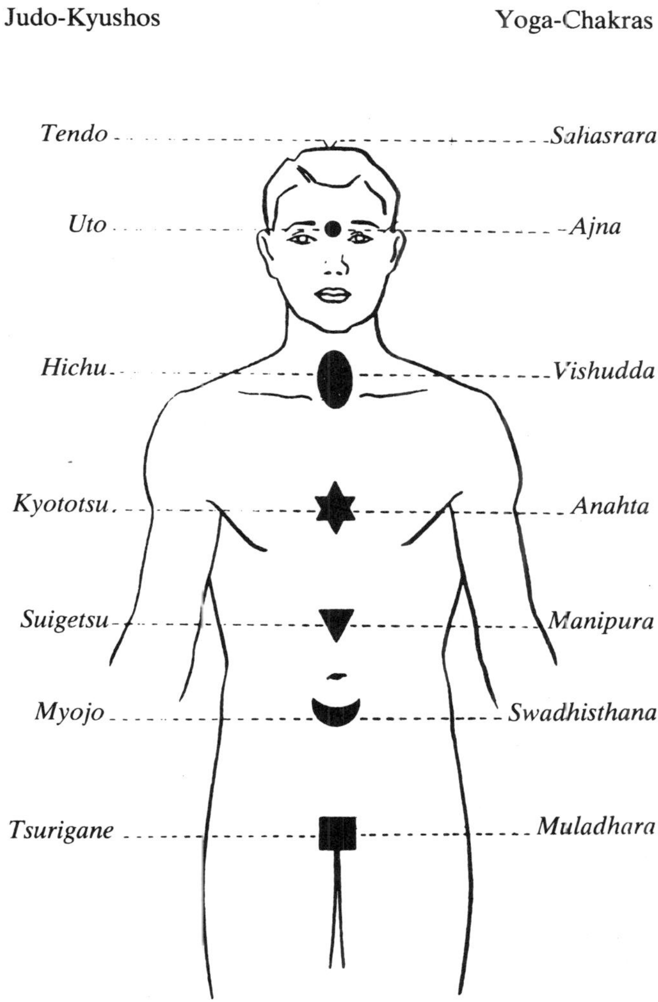

Chakra Dharana, vergleichende Tafel

Vorbereitung

Wenn Sie das als *Tattwa Yantra* bezeichnete Diagramm zu Rate ziehen, werden Sie ein klares Bild der symbolischen Darstellung eines jeden *chakras* durch sein *tattwa* oder seine Eigenschaft erhalten. Um Modelle dieser *Yantras* zu schaffen, die sich für den Gebrauch eignen, benötigt der Schüler eine Auswahl an gelbem, silbernem, rotem, blauem und schwarzem Zeichnungspapier, wie man es Kindern zum Ausschneiden und Kleben gibt.

Mit einem Lineal und einem Zirkel konstruiert man jede einzelne geometrische Figur auf dem Papier in der richtigen Farbe. So wird das Quadrat auf gelb gezeichnet, die Sichel auf silber, das Dreieck (Spitze nach unten) auf rot, das Sechseck auf blau und das Oval auf schwarz.

Es ist jetzt ein einfacher Vorgang, jedes Muster auszuschneiden und es in der Mitte eines grossen, schwarzen, viereckigen Stücks Papier aufzukleben (mit Ausnahme des schwarzen Ovals, welches einen weissen Hintergrund verlangt). Das Endergebnis ist ein Satz von fünf *Tattwa Yantras,* welche zum Zweck des äusseren *Chakra Dharana* an die Wand gehängt werden können.

Technik

1. Setzen Sie sich in einer Meditationsstellung auf einen Stuhl. Der Raum sollte von einer Kerze beleuchtet sein.
2. Stellen Sie das gelbe *Tattwa*-Viereck des *Muladhara Chakra* vor sich hin, mit der Kerze auf einer Seite, so dass das Diagramm angeleuchtet wird.
3. Heften Sie Ihren Blick auf den Mittelpunkt des Vierecks, und stimmen Sie hörbar *(udgita)* das *Bija*-Mantra «Lang» an.
4. Fahren Sie drei bis fünf Minuten mit dieser Übung fort und versuchen Sie, Ihren Geist vollständig mit dem gelben Quadrat und dem *Bija*-Mantra zu füllen.
5. Schliessen Sie die Augen, und stellen Sie sich das gelbe Quadrat geistig vor, während Sie innerlich *(audgita)* das *Bija*-Mantra wiederholen.

Prithivi – Gelb
Muladhara

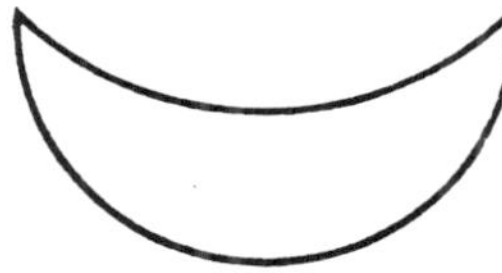

Apas – Silber
Swadhisthana

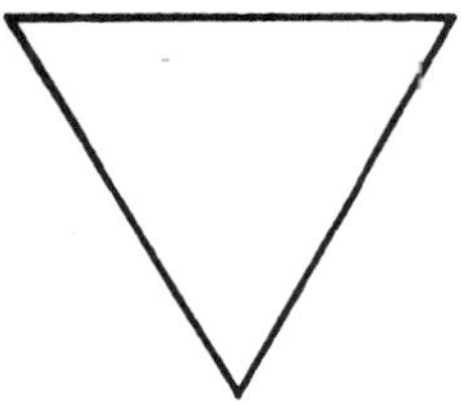

Tejas – Rot
Manipura

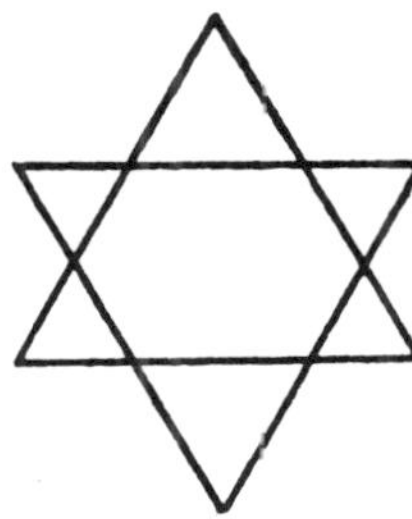

Vayu – Blau
Anahata

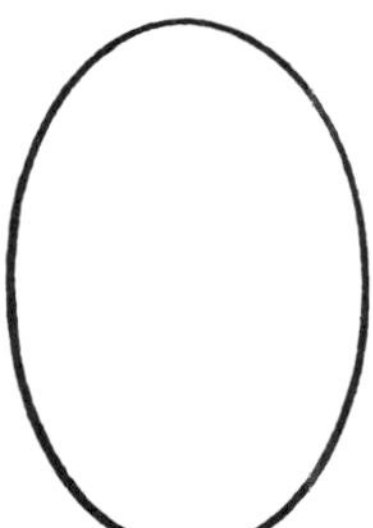

Akusha – Schwarz
Vishuddha

Chakra Tattwa Yantras

6. Beim letzten Schritt bewegen Sie das *Tattwa*-Symbol nach unten, zu seinem entsprechenden Punkt entlang Ihrer eigenen Wirbelsäule. (In diesem Fall stellen Sie sich das gelbe Quadrat als an der Basis Ihres Rückgrats befindlich vor.) Fahren Sie so lange wie möglich mit der Konzentration fort.

Übungsablauf

Die Technik des *Chakra Dharana* sollte jeden Tag zehn Minuten, oder länger durchgeführt werden. Fangen Sie am ersten Tag mit *Muladhara Chakra* an, am zweiten Tag üben Sie *Swadhisthana Chakra,* und so weiter, jedes *chakra* der Reihe nach übend, bis Sie wieder zu *Muladhara* kommen und den ganzen Zyklus von vorne beginnen.

Nach den ersten ein oder zwei Wochen kann der Schüler mit dem äusseren *Dharana* in Form der Konzentration auf ein *Tattwa*-Diagramm aufhören und mit der blossen Ausübung des inneren *Dharana* auf die *Chakra*-Symbolik fortfahren.

Mit etwas Übung wird der Schüler das Gefühl einer regelrechten psychischen Stimulierung erzeugen, indem er das *Tattwa*-Symbol geistig der Wirbelsäule entlang zu seiner entsprechenden Stellung hinunterbewegt und sich auf diese Gegend konzentriert. Das gelbe Quadrat des *Muladhara* sollte an der Basis der Wirbelsäule visualisiert werden; die silberne Sichel des *Swadhisthana* befindet sich etwa sechs Zentimeter unter dem Bauchnabel; das rote Dreieck des *Manipura* befindet sich etwa zehn Zentimeter über dem Bauchnabel, auf gleicher Höhe mit der Magengrube; das blaue Sechseck des *Anahata* sollte auf der gleichen Höhe wie das Herz visualisiert werden; und das schwarze Ei des *Vishuddha Chakra* befindet sich auf der gleichen Höhe mit dem Adamsapfel.

Kurz gesagt, stellt inneres *Chakra Dharana* die bekannte tantrische Technik der «Verinnerlichung» von Göttern, Farben, Formen, usw. dar.

Das Aufladen des Sonnengeflechts

Der Schüler ist nun an dem Punkt angelangt, wo er mit der reinen *Laya*-Technik vertraut gemacht werden kann. Ich muss den Schüler jedoch davor warnen, dass das in diesem Kapitel vorgestellte Material jenseits des verstandesmässigen Erfassens liegt, und ausser meine Entschuldigung dafür anzubieten, dass ich ein scheinbar sehr spekulatives Verfahren lehre, kann ich nur hoffen, dass der Schüler bis zu dem Punkt fortschreiten wird, wo er in der Lage ist, die hier dargelegten, grundsätzlichen Annahmen zu seiner eigenen Zufriedenheit zu überprüfen.

Fortgeschrittene *Laya*-Übungen befassen sich direkt mit dem Erwecken der *chakras* und dem Erwecken von *kundalini,* bis zu dem Punkt, wo der Ausübende eindeutige subjektive und objektive Veränderungen innerhalb seines Körpers erfährt.

Wohlbehütete Geheimnisse

Die *Kriyas* oder Techniken, die das Aufsteigen von *Kundalini* entlang *Shushumna* beschreiben, gehören zu den wohlbehütetsten Geheimnissen des *Laya Yoga.* Meine eigene Kenntnis dieser Methoden wurde mir vertraulich durch meinen Lehrer offenbart, und von den sechs Übungen ist es mir lediglich gestattet, die erste Phase, «Aufladen des Sonnengeflechts» genannt, weiterzugeben. Ich möchte dazu bemerken, dass sogar, wenn der lernbegierige Schüler Zugang zur Mechanik der fünf weiteren *kriyas* hätte, dies ihm wenig nützen würde, da das erforderliche Mass an Konzentrationsfähigkeit ziemlich sicher über seine jetzige Entwicklungsstufe hinausginge.

Genau wie gewisse pathologische Zustände eindeutige

Symptome hervorbringen, die eine genaue Diagnose ermöglichen, ist auch das Erwecken der *kundalini* durch spezifische Symptome gekennzeichnet. Das erste eindeutige Anzeichen, dass latente Nervenkraft mit Erfolg im Körper freigesetzt wird, ist das Auftreten von psychischer Hitze.

Zuerst ist dies rein subjektiv, und der Schüler wird lediglich warmer Ströme gewahr, die sein Rückgrat hinauf- und hinunterlaufen und durch die Gegend des Sonnengeflechts strömen. Später werden diese Ströme heiss, und jeder, der mit seiner Hand dem Rückgrat des Schülers entlangfährt, wird eindeutige Hitzewellen spüren, die von der jeweiligen *Chakra*-Gegend ausgehen, zu der die Energie der *kundalini* aufgestiegen ist. So wie die *kundalini* aufsteigt, bewegt sich die Hitzewelle von der Basis der Wirbelsäule zu der oberen Scheitelgegend.

Tibetanische Yogis benutzen diese psychische Hitze auf eine spezielle Art, in einem Prozess der *tumo* genannt wird, dessen Beherrschung es ihnen ermöglicht, nackt in den schneebedeckten Himalayas herumzuwandern.

Spezifische Vorteile

1. Der «Speicher» des Sonnengeflechts *(manipura chakra)* fliesst über vor pranischer Energie, und dieser Überfluss wird automatisch dorthin verteilt, wo er benötigt wird.
2. Das Erwecken der *kundalini* und die daraus hervorgehende Hitze wird die Haltung des Schülers «Kälte» gegenüber vollständig verändern. Wenn man es einmal erfahren hat, wird der Körper nie wieder richtig frieren.
3. Der Geist vertieft sich eingehend in die Übung während die Produktion von Hitze ansteigt.

Technik

1. Legen Sie sich, Kopf gegen Norden, Füsse gegen Süden, in einem halbdunklen Raum auf den Rücken, die Beine in *Sukhasana* verschränkt (als wären Sie während *Sukhasana* nach hinten gefallen) und falten Sie die Hände über das Sonnengeflecht.

2. Zu einer langsamen, gleichmässigen Einatmung stellen Sie sich vor, wie warme, goldene, pranische Energie durch den Kopf in sie einfliesst (wie bei der Polarisation) und den Körper hinab in die Schenkel und untere Bauchgegend, wo sie durch ihre gekreuzten Beine davon abgehalten wird, zu entweichen, und somit gespeichert wird.
3. Zu einer langsamen, gleichmässigen Ausatmung führen Sie das gesammelte Prana bis zum Sonnengeflecht und darum herum in einer Reihe von Kreisen in Uhrzeigerrichtung (als hätten Sie ein Zifferblatt von der Grösse eines Esstellers über Ihrem Bauchnabel, wobei es über der Brust zwölf und über der Leistengegend sechs Uhr wäre).
4. Indem Sie beim Ausatmen soviele Kreise wie möglich beschreiben, konzentrieren Sie sich auf das Fühlen einer inneren Hitze, die sich bei jeder Visualisierung eines Energieschwunges rund um das Sonnengeflecht entwickelt.

Die Übung sollte nie während weniger als fünfzehn Minuten ausgeführt werden. Hat der Schüler Erfolg, wird er erstaunt feststellen, dass diese innere, psychische Hitze nicht das Resultat von «Selbst-Hypnose» ist.

Die Psychologie des Yoga besagt, dass Hände und Füsse Endglieder sind, durch die der Körper psychische Energie in Form von Prana abgibt. Das Kreuzen der Füsse und Verschränken der Hände führt zu einem Kurzschluss des Entweichens von *prana* und zu einer zusätzlichen Energiequelle zur Aufladung des Sonnengeflechts. Das Kreuzen der Füsse baut gleichzeitig sexuelle Spannungen ab und so wird eine weitere mögliche Quelle der Energievergeudung umgangen. Es ist mit diesem *kriya,* dass wir das Bedürfnis nach einer neuen Physiologie realisieren, die die Freisetzung von bis anhin unvermuteten Energiereserven erklärt.

Wenn die Induktion von psychischer Hitze einmal gelungen ist, wird der Schüler entdecken, dass sein Geist immer mehr von der Ausübung dieses *kriya* beansprucht wird, Er wird verstehen, das *Laya* wahrhaftig Aufnahme und Rhythmus bedeutet, so wie man sie nur in der Ewigkeit des eigenen Bewusstseins finden kann.

Der Fluss yogischer Kräfte

Die *siddhis* stellen die Beherrschung parasensorischer und paramotorischer Kräfte dar, zu denen sich der Yogakundige als Folge von *sadhana* oder Übung befähigt sieht. *McDonnel's Sanskrit Dictionary* definiert *siddhi* als «Treffen eines Ziels, Vollendung, Vollzug, Erfüllung, totales Erreichen, Sieg, Herr werden über etwas, Heilung (einer Krankheit), das Erreichen seiner Ziele, Erfolg, Glück, persönliche Vervollkommnung, die das Erlangen von übernatürlichen Kräften nach sich zieht, magische Kräfte (Magie ist die Kunst, Veränderungen herbeizuführen, entsprechend dem Willen des *Itcha Shakti),* Wirksamkeit, Tüchtigkeit, Können, Beweis».

Die Äusserung der *siddhis* ist eine Begleiterscheinung der Zielgerichtetheit *(Ekragata)* und des neutralen Gleichgewichts *(Yoga)* durch Jahre der Technik *(Kriya).*

Beständigkeit von Körper und Geist

Während Jahrzehnten ist die Untersuchung der Beständigkeit meines eigenen Geistes und Körpers gegen die grundlegenden natürlichen Elemente Feuer, Blut und Stahl eine ständige Quelle persönlicher Anregung für mich gewesen. Der Mensch ist von Kindheit an darauf abgerichtet, Feuer, Blut und Stahl zu fürchten, und das Überwinden einer solchen Furcht ist symbolisch für den Sieg des Geistes über die Materie.

Was meine eigene Meisterung dieser Dinge angeht, so stehe ich in der Schuld einer Reihe sowohl östlicher als auch westlicher Adepten. In Indien wird einiges der geheimen *siddha Yoga Kriya* von Vater zu Sohn weitervererbt und kann so von Generation zu Generation weitergegeben werden. Unempfindlichkeit gegenüber Feuer und Schmerz ist kein Trick im Sinne eines «Taschenspiels» oder «Spiegelns», sondern vielmehr eine Frage des *Vertrauens.*

Vertrauen (confidence) bedeutet wörtlich einen geistigen Zustand des Zusammenhaltens (griechische Vorsilbe *con)* in völligem Verlass, Glauben und Treue (Lateinisch *fides)* auf das eigene, wahre Selbst –, kurz gesagt «Trance-Bewusstsein» oder Transzendenz des kleinen Ichs, welches normalerweise so voller Zweifel und Unsicherheit steckt.

Sogar ein nur vorübergehendes Nachlassen solchen *Vertrauens (Yoga)* während einer solchen Demonstration kann für den Tollkühnen und Uneingeweihten eine Fahrt ins Krankenhaus oder ins Leichenschauhaus bedeuten. Die drei *chakras* unter der Trennwand des Zwerchfells erlauben eine Beherrschung von Feuer, Blut und Stahl, und zwar folgendermassen:

Muladhara Chakra

Öffnung des *Muladhara* führt zur Macht über alle Erdelemente, einschliesslich der Metalle (vor allem Stahl) sowie über den erdigen Teil des Menschen, das Fleisch.

Nach der Öffnung von *Muladhara* wird die Beherrschung des Schmerzes zur Wirklichkeit beim Durchbohren des Fleisches, Aufspiessen, dem oftbelächelten «Nagelbett» (jedermanns Leben!) und letztlich der Kreuzigung, die nach der Dornenkrone (die das *Sahsrara chakra* öffnet) folgt, und die Einswerdung mit Gott herbeiführt.

Swadhisthana Chakra

Meisterung des Blutflusses im *Deha* oder physischen Körper des Yogi tritt bei der Öffnung dieses Kraftzentrums auf. Willentliche Verengung und Erweiterung der Arterien und sogar Anhalten des kapillaren Sickerns kommen vor. Stigmata oder das Austreten von Blut durch die Haut nach Aussen können ebenfalls nachgewiesen werden.

Swadhisthana ist der Punkt der Flüssigkeitskontrolle für den gesamten Körperhaushalt. Mit der Öffnung von *Swad-*

histhana tritt der innewohnende «Swami» oder Wassergänger jedes Mannes und jeder Frau in Erscheinung.

Manipura Chakra

Dies ist das Zentrum des Salamanders, Feuergängers und Feuerschluckers, dessen inneres Leben durch die Aufrechterhaltung des Elements der Urhitze gespiesen wird. Die Feuergänger von Nordindien, die über Schichten von glühenden Kohlen laufen, die Inselbewohner des Pazifiks, die über zur Weissglut erhitzte Steine gehen, benützen das *Manipura Chakra,* wie auch diejenigen, die mit der Zunge glühende Stangen berühren.

Sogenannte «Feuerschlucker» benützen das *Manipura Chakra,* ohne dies zu wissen, in Verbindung mit dem *Anahata Chakra* (Luft- oder *Pranayama-Zentrum),* um ihre Kunststücke zu vollbringen.

Gleichzeitige Beherrschung von Erde, Wasser und Feuer, gepaart mit Unempfindlichkeit gegenüber Schmerzen und dem Sengen des Fleisches durch Hitze werden durch ein Vermischen der ersten drei am Lebensbaum blühenden *chakras* vollbracht. Klassische Vorführungen umfassen das Eintauchen der Hände in kochendes Wasser, siedendes Öl, geschmolzenes Blei (Blei schmilzt bei der dreifachen Temperatur von Wasser) und flüssigem Stahl – sowie das Baden in und Essen von derlei Substanzen.

Das Durchbohren der Zunge

In der hinduistischen Tradition stellen *Siddhi-Rituale* einen religiösen Akt der Anflehung der Göttin Durga um kosmische Reinigung dar. Alle Zeremonien fangen mit dem Durchbohren der Zunge mit einem schmutzigen, unsterilen Nagel oder Spiess an. Dies führt zum reflexartigen Erwachen des *Swadhisthana Chakra* und erlaubt «die Bekämpfung des Feuers durch Wasser».

Allein schon das Durchbohren der Zunge stellt kein geringes Kunststück dar, denn auch wenn die Schmerzempfindlichkeit der verschiedenen Körperteile verschieden ist,

ist das Merkmal der Zunge – zusammen mit den Genitalien, dem Trommelfell und der Netzhaut des Auges –, dass sie eine der empfindlichsten und zugleich schmerzempfindlichsten Gegenden des Körpers ist. (Erinnern Sie sich an das letzte Mal, als Sie sich auf die Zunge bissen?)

Hinduistisches Folterritual

Eine Gruppe von Ärzten, die hinduistische Folterrituale auf den Fidschi-Inseln untersuchten, sagten aus:

> «Das Durchbohren der Zunge ist jedoch etwas anderes. Wir haben es hier mit einem sehr empfindlichen Organ zu tun. Die Teilnehmer behaupten, dass sie keinen Schmerz spürten, als ihre Zunge durchbohrt wurde, und dass kein Blut geflossen sei. Es waren jedenfalls für keines von beiden irgendwelche Anzeichen zu bemerken. Während das Ausbleiben von Blut beim Durchstechen von Hautpartien allenfalls auf andere Weise erklärt werden kann, ist dies beim Durchbohren der Zunge nicht der Fall. Sie ist sehr gut durchblutet und empfindlich. Es besteht keinerlei Zweifel, dass die normale Reaktion des Blutens, wie auch die des Schmerzes, durch irgendwelche in den Ritualen angewandte Vorgänge erfolgreich überwunden wurde.»
> *(Holy Torture in Fiji,* Pacific Publications, Sydney, Australien)

Ein Quentchen Erfahrung ist ein Pfund Theorie wert, ein Bild wiegt tausend Worte auf – eine praktische Demonstration pro Jahr ist mehr wert als elf theoretische Vorträge. Zweck der Freisetzung von psycho-physiologischen Kräften durch die *siddhis* ist, einen psychischen Schock im Zeugen hervorzurufen, so dass ein momentanes Gewahrsein des Lebenspotentials erfahren wird.

Tantrische Sexualität

1975 erschien mein *Sexual Occultism* (Llewellyn Publications, St. Paul, USA). Eine überarbeitete Version wurde 1977 von Compendium Ltd (Victoria, Australien) herausgegeben. Im Vorwort heisst es: «Ich hoffe zutiefst, dass alle sich durch dieses Buch dazu ermutigt fühlen werden, die sexuelle Dimension als einen Schlüssel zur Freisetzung freudiger Kraft anzuwenden.»

Ich möchte in dieser scheinbar aufgeklärten Zeit gleich zu Anfang dieses Abschnitts verschiedene, direkte Erklärungen abgeben.

Aller Yoga entstammt eigentlich dem *Tantra*. Gurudev Satyananda sagt: «Yoga ist ein Sprössling des Tantra.» (Tantra-Yoga-Panorama). Der scholastische Beweis dieser Behauptung liegt ausserhalb des Bereichs dieses Kapitels, doch werden wir uns ein anderes Mal damit befassen.

Westliche Menschen (die liebend gerne über sexuelle Angelegenheiten klatschen) setzen *Tantra* mit *Sexualität* gleich. Dies ist unkorrekt, da sexuelle Fragen nur einen Bruchteil der gesamten tantrischen Lehre ausmachen, und sexuelle Andeutungen in den tantrischen Shastras – von denen das meiste noch in keine europäische Sprache übersetzt wurde – selten vorkommen. Jedoch ist die Haltung des *Tantra* sexuellem Ausdruck gegenüber eher frei, offen und wirklichkeitsbezogen – anstatt vertuschend oder repressiv.

Ich zitiere meinen Freund, Dr. Sinha (Direktor des *India Institute of Yoga* in Patna), der in seinem Buch *Yoga, Meaning and Values* schreibt: «Nach den Lehren des Yoga ist Sex weder etwas Böses, noch ist es eine Sünde. Es ist weder entwürdigend noch schwächend. Im Gegenteil, entsprechend Tantra Yoga *wird Sex als eine Quelle der Vitalität, Energie und Macht angesehen, wie auch als etwas, das zu einem harmonischen Ausgleich der Sinne führt.*»

Der Zoologe Desmond Morris *(Der nackte Affe)* schreibt der sexuellen Erfahrung zehn verschiedene Funktionen zu. Angefangen bei dem der *Fortpflanzung* dienenden Sex (die primärste der sexuellen Funktionen – jeder, der seine Geschlechtstätigkeit auf die Fortpflanzung beschränkt, braucht einen Psychiater!), umfasst seine Aufzählung physiologischen Sex (Entspannung), Sex als Beschäftigung (gegen Langeweile), beruhigenden Sex (gegen Angstzustände), Sex als Status (Aggressionen abbauend), sowie fünf weitere Kategorien. Indem wir diese brillante Analyse der Funktion des Sex von einem biologischen Standpunkt aus anwenden, dürfen wir der Sexualität drei weitere Dimensionen hinzufügen, die direkt der tantrischen Weisheit entspringen:

Sex als Mittel zur Bewusstseinserweiterung
Ein Orgasmus tendiert dazu, das Nervensystem automatisch zu erleuchten, auf eine Art, die traditionsgemäss als das «Erwecken von *kundalini*» beschrieben wird. Fast jeder kann lernen, diesen Zustand durch eine der Arten der tantrischen Methodologie zu vertiefen, zu verlängern und zu steigern, indem er den Orgasmus als Sprungbrett zur Transzendenz benützt.

Sex zur Entwicklung der ASW
Sexuelle Aktivität begünstigt einen hohen Grad der Aussersinnlichkeit oder des «sinnlichen Gewahrseins» (wenigstens sollte sie dies!). Tantrisches, sexuelles *Sadhana* bringt tiefe Erfahrungen von ASW oder Ausser*sinnlicher* Wahrnehmung hervor, indem es die gesamte Haut in ein erweitertes, massives Geschlechtsorgan verwandelt. (Etymologisch gesehen ist eine Bedeutung der Sanskritwurzel «tan» «sich erweitern».)

Der Mensch ist seinem Körper dermassen «entfremdet», dass nur wenige je die zwei erogenen Zonen erfahren, die sich in beiden Händen befinden und tantrische *Chakras* sind. Diejenigen, die durch das tantrisch-sexuelle *Sadhana* das volle Potential der fünf sinnlichen Tore öffnen, werden ihre «psychische» Entwicklung unermesslich beschleunigen.

Sex für «Positives Denken»
Sexuelle Erregung, gipfelnd in einem Höhepunkt, ist der Schlüssel zur Veränderung der Einstellung oder der «Selbst-

hypnose». Der englische Psychiater William Sargeant *(Battle for the Mind)* war Wiederentdecker des tantrischen Geheimnisses, dass ein sexuell erregter Mensch hypersuggestibel ist. Richtige Anwendung und richtiges Wissen hierum (manchmal «Sexualmagie» genannt) erlauben dem einzelnen, seinem Unterbewussten gezielt lebensbejahende – statt lebensverneinende – Einstellungen einzuprägen.

Sexuelle Terminologie

Etymologie und Semantik, zusammen mit der Psycholinguistik, enthüllen die esoterische und verborgene Funktion, der der erotische Impuls im menschlichen Körper dient. Die nachfolgenden Beispiele wurden meinem Buch *Sexual Occultism* entnommen:

Klimax (Höhepunkt). Dieses Wort, welches wir als den Ausdruck für den erwünschten Höhepunkt sexueller Erregung benützen, kommt vom griechischen *klimax* und bedeutet «Leiter» oder «Himmelsleiter». Dies deutet auf die innere Bedeutung der Sexualität als geistiger Weg. Dies ist auch unbewusst in dem Witz enthalten, der eine «Fallmasche» in Strümpfen oder Strumpfhosen als «Himmelsleiter» bezeichnet.

Klitoris. Vom Griechischen bis zum Lateinischen, wie in *clavis,* der «Schlüssel». Der Teil der weiblichen Vulva, der ihr Nervensystem aufschliesst, wie ein Schlüssel eine Türe aufschliesst. Der zentrale, genetische Schaltknopf zur Verzückung.

Consumare (vollziehen). Im gegenwärtigen Sinn des Vollziehens einer Ehe durch den Beischlaf. Die ursprüngliche lateinische Wurzel ist durchtränkt von der Bedeutung des erotischen Zwecks des Beischlafs, denn «consummare» heisst zur höchsten Vollendung *(Yoga)* oder Perfektion bringen, perfektionieren *(siddhi),* Höchstes, Äusserstes und «die Krone von». (Das Ziel des tantrischen Beischlafs ist *Sahasrara* oder das *chakra* der «Krone» zu öffnen).

Kreieren. Von der Sanskritwurzel *kr,* «machen», über das lateinische *creare,* das Produktion, Wachstum, Schöpfung beinhaltet. Die enge Beziehung zwischen sexueller Fruchtbarkeit und geistiger Originalität wird durch die englische Verwendung des Wortes «create» dargestellt, das sowohl das Kreieren von Leben als auch artistische Kreativität andeutet.

Die Geburt von Ideen verläuft analog mit der körperlichen Geburt. Es besteht ein sprachlicher Zusammenhang zwischen körperlicher Schwangerschaft und geistiger Ideenträchtigkeit.

Wir sprechen von einer «fruchtbaren Frau» und von «fruchtbaren Gedanken».

Die okkulte Psychologie sieht den Geist als in das aktive, männliche Bewusstsein und das passive, weibliche Unterbewusstsein aufgeteilt. Die Kunst der geistigen Schöpfung ist ein alchimistischer Prozess, in dem der unbewusste Geist mit einem Samen, einem Gedankenkeim befruchtet wird, vom Bewusstsein aufgegriffen, doch zur *Inkubation (Ausbrüten),* in die tieferen Regionen des Unterbewussten hineinejakuliert. Die (Trächtigkeit) nimmt ihren Lauf in der unbewussten Gebärmutter, bis die Idee wie ein «Gedankenblitz», eine «Inspiration», – gänzlich ausgeformt – plötzlich ins Bewusstsein geboren wird.

Orgasmus. Tritt im Deutschen über Französisch und Latein auf und entspringt zweier engverwandter griechischer Wurzeln. *Orgio,* eine heilige Handlung, Opferzeremonie (von Samen?) der frühen griechisch-römischen Mysterien, in der das Fest des Dionysos oder Bacchus gefeiert wurde – daher unser Ausdruck «Orgie». Die zweite verwandte Wurzel ist *orgasio,* was «anschwellen» vor heftiger Lust, Leidenschaft bedeutet (Erweiterung des Aura-Feldes, so wie ein Ballon bis zum Platzen aufgeblasen wird), oder «bersten»; nämlich eine Erfahrung von solch intensiver Erregung, dass das Ego für kurze Zeit zersplittert ist, in einem namenlos-ungeformten Zustand.

Zusammenfassend müssen wir verstehen, dass – entgegen dem, was allgemein verbreitet ist – die sexuelle Lebensdynamik als Quelle des geistigen *Sadhana* im indischen

Tantra Yoga keineswegs vergessen worden ist. Im einzelnen verehrt der Tantrist die Frau als personifizierte Gottheit, und sexuelles *Sadhana* stellt eine Opfergabe an das Ewig-Weibliche dar. Es ist die Muttergöttin, die als ewige *Shakti* die sichtbare Existenz aufrechterhält, die in jeder Frau verkörpert ist.

Die geheime Wissenschaft der Handzeichen

Das Wort *mudra* (auf Handstellungen bezogen) hat die vielfältige Bedeutung eines «Zeichens», «Symbols» und einer «Bewegung». *Mudra* bedeutet in diesem Zusammenhang eine geheime Zeichensprache, die über das Nervensystem eine Botschaft vom Körper zum Geist sendet, von den bewussten zu den unbewussten Sphären des Lebens.

Ein einfaches Beispiel hierfür ist, was bei der Ausübung von *Savasana* (Stellung der tiefen Entspannung) geschieht, wenn man mit den Handflächen, so offen wie möglich, in *Shunya Mudra* oder der «leeren Geste» auf dem Rücken liegt, dem Geist anzeigend, dass er empfänglich (leer) werden soll. *Shunya Mudra* ist das universelle Zeichen der offenen Hand, das «ich gebe nach», «Vertrauen», «Selbstaufgabe», «Entspannung», «Gehenlassen» bedeutet.

Mudra heisst auch «Siegel», «Abkürzung» und «Kurzschluss» – was darauf hindeutet, dass die Handzeichen auf das Schliessen und Öffnen gewisser neurologischer Reflexpunkte, die auf der Hautoberfläche enden, Auswirkungen haben.

Das berühmte *Jnana* (ausgesprochen Dschnana) *Mudra,* geformt durch das Zusammenfügen von Daumen und Zeigfinger, während man die anderen drei Finger sanft gespreizt hält, verdeutlicht die anatomischen, neurologischen und psychologischen Prinzipien des *Mudra. Jnana Mudra* heisst wörtlich «Geste der Weisheit»; aus dem Sanskritwort *Jnana* entstand das griechische *gnosis;* bis zum englischen *knowing.* Wer in der Stellung der *Jnana Mudra* meditiert, bekräftigt ein Einbegriffensein in die gesamte Weisheit des Universums und bringt seinen Geist somit automatisch in einen optimalen Zustand zur Erlangung höheren Bewusstseins. Warum ist das so?

Der Daumen: der Mensch

Wir fangen beim Daumen an, dem Finger, der den Menschen versinnbildlicht; begrenzt, endlich, doch zuoberst auf der evolutionären, phylogenetischen Leiter als «die grösste aller Kreaturen». Merkmal eines *humanen* (von *humus,* die Erde) Menschen, ist sein entwickelter Geist (Sanskrit *manas,* (lat. mens, engl. mind, dt. Meinung), in Verbindung mit seiner Fähigkeit Werkzeuge herzustellen, einer Handfertigkeit, die diejenige aller anderen Tiere übertrifft.

Diese werkzeugherstellende Fähigkeit ist der anatomischen Entwicklung des «Sattelgelenks» an der Basis des Daumens beim Übergang ins Handgelenk zu verdanken. Das «Sattelgelenk» erlaubt es, den Daumen allen anderen Fingern kräftig entgegenzusetzen und ermöglicht somit der Hand eine Anpassungsfähigkeit und ein Greifvermögen, wie es in diesem Mass bei anderen Säugern und Primaten nicht vorgefunden wird.

Der Zeigefinger: Gott

Der Zeigefinger stellt Gott dar, das absolute Meer kosmischer Energie, endlos, grenzenlos und ewig.

Die Vereinigung des Daumens mit dem Zeigefinger bringt einen Kreis hervor, in welchem der endliche, begrenzte Mensch mit dem unendlichen, grenzenlosen Absoluten verbunden wird. Der Kreis formt ein Ganzes (engl. whole), ein Loch (engl. hole), absolutes Null und totale Vollständigkeit zugleich. Pascal, der französische Theologe aus dem siebzehnten Jahrhundert, definierte Gott als einen Kreis, dessen Umfang nirgends und dessen Mittelpunkt überall ist. Es ist unrichtig zu sagen «Gott» *existiert;* nur der Mensch existiert, und in dem Augenblick, da etwas existiert, ist es bereits begrenzt durch Form und Namen *(Namarupa).* Gott *besteht* (subsists) und *weilt* (persists), doch niemals *existiert* er.

Das Prinzip der Dreifaltigkeit

Beim Formen der *Jnana Mudra*-Geste repräsentieren die drei verbleibenden Finger das Prinzip der Dreifaltigkeit der wichtigsten Weltreligionen. Das Christentum stellt sich den Vater, den Sohn und den Heiligen Geist vor. Die alten Ägypter vereinigten Horus, Isis und Osiris zu einer Dreiheit, derweil der Hinduismus auf den drei Säulen von Brahma, Vishnu und Shiva ruht.

Die Götter und Göttinnen der Theologie stellen esoterisch gesehen keine Personen, sondern eher Kräfte dar, die für die Manifestation der ganzen Schöpfung verantwortlich sind. Das Leben ist das Resultat eines Zusammenspiels dreier Kräfte: positiv, negativ und neutral; männlich, weiblich und hermaphroditisch; Sonne (positiv), Erde (empfangend) und Mond (neutralisierender Transformator).

Mit der Geste von *Jnana Mudra* für Meditation und *pranayama* haben Sie Ihrem Unterbewusstsein telegrafiert, dass Sie in sich alles haben, was man über das Leben, sich selbst und das Universum wissen kann.

Der Mensch ist ein Organismus, der eine intime Beziehung zwischen seinen Händen und seinem Gehirn entwikkelt hat, daher beeinflusst alles, was er mit seinen Händen unternimmt, durch sein Nervensystem die Grosshirnrinde und die damit verbundenen bewussten und unterbewussten Schichten des Geistes.

Generell gesprochen stellen alle Hand-*Mudras* eine spezielle Kategorie der Körpersprache dar, welche sowohl unter den primitiven als auch unter den zivilisierten Rassen universell und instinktiv ist.

Hastha Mudras

Eine sehr interessante Gruppe von *Mudras* sind die sogenannten *Hastha Mudras,* die den Atem automatisch in den unteren Teil des Brustkorbs (Bauchatmung) oder in die Schlüsselbeingegend der Lungen (Schulteratmung) lenkt. Diese speziellen Handstellungen regeln die Beziehung zwischen dem Beckengürtel und dem Schultergürtel neu; und zwar derart, dass es zu einer gezielten Erweiterung der gewünschten Lungenlappen kommt.

Für den Neuling des *Hatha Yoga* stellt die Technik des *Hastha Mudra* eine dramatische Einführung in das Yoga-Atmen oder *pranayama* dar, die sogar dem blutigsten Anfänger eine Kontrolle über seine Atmung verleiht. Zu jedem beliebigen Augenblick übt die Stellung unserer Hände einen feinen, doch tiefen Einfluss aus, der eigentlich die Art bestimmt, in der wir atmen.

Mudra ist die psychische Wissenschaft, die Hand und Gehirn, Gebärde und Bewusstseinszustand verbindet. Entsprechend dem hermetischen Axiom, «wie oben so auch unten», verraten unsere Fingerbewegungen unseren inneren Zustand von Augenblick zu Augenblick; daher wird das nervöse Trommeln der Finger des Aufgeregten oder Ungeduldigen als ein «Jucken in den Fingern» beschrieben. Bewusste Gesten der rituellen *Mudras* kehrt diesen psychosomatischen Bogen um und presst Geist, Atem und Körper in den gewohnten oder gewünschten Zustand, den es als Vorspiel zur letztlichen Erfahrung des inneren Lebens braucht.

Yoga und der Westen

Yoga ist die älteste und wirksamste Methode der Welt, um völlige körperliche und geistige Gesundheit zu erlangen. Yoga umfasst die ganze Persönlichkeit, alle Aspekte des «Selbst». Was bedeutet das? Die Gesundheitsorganisation der Vereinten Nationen hat Gesundheit als «einen Zustand des geistigen, körperlichen und sozialen Wohlbefindens, und nicht die blosse Abwesenheit von Krankheit» definiert. Diese Aussage stimmt vollkommen mit dem allgemeinen Zweck und Ziel des Yoga überein.

Yoga ist auf Entwicklung ausgerichtet. Seit der Zeit Darwins hat die westliche Wissenschaft das Prinzip akzeptiert, dass alle Lebewesen ihre körperlichen Merkmale über längere Zeiträume durch Anpassung an Veränderungen und durch das Überleben der Tüchtigsten entwickelt haben. In bezug auf das Menschen-Tier nehmen westliche Biologen an, dass im Alter von fünfundzwanzig Jahren der Körper voll ausgewachsen und das Wachstum beendet ist. Was ist jedoch mit dem Geist?

Selbstverwirklichung

Yoga hat immer gelehrt, dass das Wachstum des Menschen nicht mit der Reife des physischen Körpers aufhört. Jeder von uns besitzt für seine Persönlichkeit eine uneingeschränkte geistige und körperliche Wachstumsmöglichkeit. Der einzelne, der sich in seiner Ganzheit als Persönlichkeit entwickelt, wird mit der Zeit einen Geisteszustand erreichen, den man im Yoga Selbstverwirklichung nennt. Er oder sie wird sich der inneren Möglichkeiten und des Reichtums des Geistes voll bewusst werden. Westliche Psychologen der Schule, die manchmal «Kognitive Schule» genannt wird, nennen diesen Zustand «Selbstverwirklichung».

Yoga ist eine Technik, die aus einem Christen, Hinduisten, Atheisten, Sozialisten und Agnostiker einen besseren Menschen macht. Bessere Menschen schaffen bessere Gemeinschaften, bessere Gemeinschaften führen zu besseren Staaten und bessere Staaten zu einer besseren Welt.

Der indische Seiltrick

Es gibt kaum jemanden, der nicht vom indischen Seiltrick gehört hätte. Bei diesem legendären Kunsttrick orientalischer Magie wirft der Zauberer ein aufgerolltes Seil in die Luft. Plötzlich «steht» das Seil in der Luft und bleibt dort wie durch Zauberei hängen. Ein kleiner Junge erscheint, klettert bis zum oberen Seilende – und verschwindet in der Luft.

Jeder hat schon von diesem Trick gehört, doch niemand hat ihn je mit eigenen Augen gesehen. Warum? Weil der Trick kein Kunststück sondern eine Allegorie oder ein Gleichnis von Ihrem und meinem Leben ist. Der Zauberer ist die kreative Macht des Gehirns. Der Junge stellt das unverwirklichte oder unreife Selbst dar. Das Seil ist eine astrale Nabelschnur, *Sushumna* oder Jakobsleiter, die den Zugang zum Himmel gewährt. (Der «Himmel» ist ein Geisteszustand.) Die ganze Legende ist eine Aussage darüber, wie der Mensch Yoga benutzen kann, um die Erde oder den Materialismus zu überwinden und der Kleinlichkeit des Egos und des begrenzten Selbst zu entfliehen, um so Freiheit von Körper und Geist zu erlangen.

Die Essenz des Hatha

Ziel allen Yogas ist, auf der intellektuellen, emotionellen und physischen Ebene des menschlichen Wesens einen harmonischen Energiefluss hervorzubringen. Im *Hatha Yoga* beziehen sich die zwei Silben *Ha* (die Sonne) und *Tha* (der Mond) auf die inhärente Dualität aller lebenden Organismen, die sich in Ausdehnung und Zusammenziehen,

Entspannung und Anspannung bis zu den zellularen Ebenen des metabolischen Aufbaus (Anabolismus) und Abbaus (Katabolismus) widerspiegeln.

In bezug auf den gesamten, westlicher Wissenschaft bekannten Energiehaushalt, erzielt *Hatha Yoga* einen korrekten Ausgleich des Gebrauchs von Zucker und Sauerstoff und der Ausscheidung von Stickstoff und Wasser als Abfallprodukte dieser Verbrennung.

Die Wirkung aller *asanas* oder Stellungen im *Hatha* kann zusammengefasst werden, wenn das Prinzip, dass die Natur «keine leeren Flächen duldet» einmal verstanden worden ist. Jegliches Drehen und Biegen des Körpers durch *asanas* führt zu einer inneren Druckmassage der dichtgepackten Körperorgane und setzt hiermit Lebenskraft frei, so wie ein Schwamm (Körperorgan: zum Beispiel die Leber) gereinigt werden kann, indem man ihn in ein Becken voller Wasser (den Körper und die darin kreisenden Flüssigkeiten) taucht, und ihn systematisch drückt und loslässt.

Jeder Schüler kontemplativen Lebens sollte täglich wenigstens ein paar Minuten für einige der klassischen, lebensbejahenden Stellungen des *Hatha* aufbringen. In Lawrence Durrells *Justine* urteilt Balthasar – der kabbalistische Arzt –: «... nach all der Arbeit der Philosophen an seiner Seele und der Ärzte an seinem Körper, was können wir behaupten über den Menschen wirklich zu wissen? Dass er letzten Endes nur ein Durchgangsgefäss für Flüssigkeiten und Festkörper darstellt, *eine Leitung aus Fleisch.*»

Die Wirksamkeit des *Hatha Yoga* unterhält die «Leitung aus Fleisch» als vollkommenes Ausdrucksmittel *(Tha)* für das erleuchtete Bewusstsein *(Ha)*.

Das Behandeln von Notfallsituationen

Reife als Yogalehrer kann danach beurteilt werden, wie zuverlässig Sie mit Notfallsituationen fertig werden. Im Augenblick, da ein Zwischenfall eintritt, führen sie den Schüler, der Pflege braucht, wenn immer möglich in einen anderen Raum und beschäftigen den Rest der Schüler unter der Überwachung eines fortgeschrittenen Kameraden.

Bewusstlosigkeit. Wenn jemand umfällt oder ohnmächtig zusammensackt, sich aber schnell erholt.

Der Anfall. Wenn jemand zusammenbricht und in der Ohnmacht zuckt oder um sich schlägt (meistens epileptisch).

Der Sturz. Wenn der Schüler ausrutscht oder strauchelt und auf dem Boden landet, oft in Gleichgewichtsübungen. Wenn dies vorkommt, denken Sie daran, dass er vielleicht mit dem Kopf am Boden aufgeschlagen ist, besonders wenn er nach dem Sturz benommen scheint und nicht aufsteht. Auch wenn Sie denken, er hätte nur das Gleichgewicht verloren, fragen Sie immer, ob dies geschah, weil er sich unwohl, schwach, schwindlig oder krank fühlte.

Schüler, die den Yogaunterricht mit leerem Magen oder nach einem Arbeitstag besuchen, können dazu neigen, sich schwindlig zu fühlen oder bewusstlos zu werden. Jeder gesunde Mensch kann unter gegebenen Umständen ohnmächtig werden. Dafür genügt bereits eine gewisse Verzögerung des Blutflusses zum Gehirn (Schüler mit niedrigem Blutdruck, die nach einer zusammengekauerten Stellung plötzlich aufstehen), oder ein Mangel an richtiger Luftzufuhr (blutarmer Schüler in vollbesetzter Klasse, der oberflächlich atmet), oder ein Mangel an dem für den Energiehaushalt nötigen Blutzuckergehalt (Zuckerkranker oder erschöpfter Schüler, der nicht gegessen hat, wird ohnmächtig nach *Surya Namaskar* – weil durch muskuläre Anstrengung der Blutzuckerspiegel abrupt gesunken ist).

Bewusstlosigkeit unter verschiedenen Umständen

Zu Bewusstlosigkeit kann es unter verschiedenen Umständen kommen – durch hohe Zimmertemperatur (Sorgen Sie für Air-Condition oder Lüftung des Saals, wenn möglich), Überfüllung (ideal sind Gruppen von nicht mehr als zwölf Personen), emotionelle Schocks wie Erschrecken oder den Anblick eines Unfalls oder von Blut.

Die Anfälligkeit gegenüber Ohnmacht ist verschieden, manche Leute haben eine sehr hohe Schwelle, die einen sehr starken Anreiz benötigt, doch unter gewissen Bedingungen wird jeder (ob fit oder nicht) ohnmächtig. Bei Krankheit wird eine Bewusstlosigkeit durch dieselben Faktoren ausgelöst wie in gesundem Zustand. Doch liegt die Reizschwelle bedeutend tiefer, deshalb sollten Yogaschüler, die krank sind, sich vom Unterricht fernhalten, auch wenn es sich nur um eine Erkältung handelt.

Da Bewusstlosigkeit eine Reduktion der Blutzufuhr darstellt, ist die Methode der Natur, eine Ohnmacht hervorzurufen eigentlich selbstregulierend. Der Blutfluss strömt in einer liegenden Stellung schnell wieder zum Gehirn, und das Opfer erholt sich.

Wenn das Bewusstsein nicht bald zurückkommt, hat etwas Ernsteres als eine blosse Ohnmacht stattgefunden. Eine Gehirnerschütterung (oder eigentliche Beschädigung des Gehirns in der Schädelhöhle) kann durch eine bleibende Benommenheit oder einen komaartigen Zustand angezeigt werden, mit kurz danach auftretendem Erbrechen und ungleicher Pupillengrösse. Denjenigen, die ohnmächtig werden und/oder mit dem Kopf aufschlagen, sollte empfohlen werden, sich zur Untersuchung bei einem Arzt zu melden. Die anderen Schüler sollten dabeisein, wenn diese Empfehlung ausgesprochen wird.

Benommenheit. Ein halbbewusster Zustand, in dem das Individuum sich passiv verhält, bewusstlos scheint, doch auf einen starken Schmerz- oder Geräuschstimulus, wie Kneifen der Haut oder Schreien seines Namens reagiert. (In *Varami* verändern wir den psychischen und emotionellen Zustand des Schülers, indem wir fest in dessen Ohr blasen, besonders um sie oder ihn aus einer Trance oder einer tiefen Meditation zu holen.)

Koma. Eine tiefe Ohnmacht, gewöhnlich dank einer Drogenüberdosis, Gift oder ernstem organischem Hirnschaden. Ein schneller und sicherer Trick, der von der japanischen Polizei angewandt wird, um zwischen einer

Benommenheit und einem Koma zu unterscheiden, besteht darin, eine dünne Münze, einen Schlüssel oder einen anderen, dünnen, stumpfen Gegenstand fest unter den Daumennagel des Bewusstlosen zu pressen.

Wenn es sich um eine Benommenheit handelt, wird ein Aufwachen fast unmittelbar erfolgen, da die Nervenfasern, die Schmerzimpulse weiterleiten, unter den Fingernägeln sehr empfindlich sind und eine Wachsamkeit des Gehirns begünstigen. (Schon mal von Bambussplittern gehört, die gekonnt unter Fingernägel gesteckt wurden? Die Chinesen fanden sie besonders geeignet, um das Gedächtnis aufzufrischen, wenn die Leute Schwierigkeiten zu haben schienen, Fragen zu beantworten.)

Oft spürt der Schüler Warnzeichen einer nahenden Ohnmacht; dazu gehören etwa Gefühle, als würden die Dinge weit wegrücken; der Betroffene wird blass, fängt an zu schwitzen (besonders wenn er unter reduziertem Blutzucker leidet), wobei auf der Stirn Schweissperlen oder Tropfen ausbrechen. (Versuchen Sie, ihm oder ihr zu helfen, indem Sie sofort irgendwelche Süssigkeiten füttern.) Mitschülern können diese Anzeichen auffallen.

Lassen Sie den Schüler die Stellung des Hasen einnehmen, passiv, mit dem Kopf unten und den Hüften oder dem Gesäss erhöht, um eine normale Blutzufuhr zum Gehirn wiederherzustellen; oder legen Sie ihn auf den Rücken mit den Füssen im rechten Winkel an die Wand gelehnt.

Im Falle einer vollen Ohnmacht befolgen Sie rasch folgende Punkte:

1. Vergewissern Sie sich, dass der Hals nicht von anliegenden Kleidern eingeengt wird.
2. Schauen Sie nach, ob sich nicht ein allfälliges Gebiss gelockert hat oder in die Halsgegend gerutscht ist.
3. Achten Sie darauf, dass der Schüler sich nicht in einer Stellung befindet, die für ihn schädlich oder gefährlich ist, zum Beispiel mit einem in einer ungewöhnlichen Stellung angewinkelten Arm.

Wiederbelebung durch Akupunktur

Legen Sie den Schüler auf den Rücken und – indem Sie ihn schnell bei den Absätzen packen – reissen Sie seine Beine *abrupt* und *hart* in eine eindeutig rechtwinklige Position vom Boden hoch; schlagen Sie dann schnell mit den Fingern der einen Hand auf die Fusssohlen, derweil Sie mit der anderen Hand beide Füsse in die Höhe halten. So stimulieren Sie einen Punkt, der Nieren I genannt wird, und bei den Chinesen sehr beliebt ist, um Ertrunkene wiederzubeleben und den Herz-Lungen-Kreislauf in Fällen von tiefer Ohnmacht wieder in Gang zu setzen.

In der westlichen Medizin haben die Geburtshelfer jetzt mit dem routinemässigen Schlagen des Gesässes bei Neugeborenen zur Stimulierung der Atmung aufgehört. Sie haben entdeckt, dass wenn dies unvorsichtig durchgeführt wird, es manchmal zu Schäden im Rückgrat kommen kann. Die heute vorgezogene Methode besteht darin, das Kind mit der einen Hand an den Fussgelenken hochzuhalten, und mit der anderen die Sohlen seiner Füsse zu schlagen. Das plötzliche, rechtwinklige Heben der Beine macht eine Stasis der Venen in den unteren Gliedern rückgängig und zwingt das Blut aus ihnen heraus, durch die Unterleibshöhle in die Brust und dann zum Gehirn.

Eine einfache Ohnmacht hat keinerlei Nachwirkungen zur Folge, es sei denn, man hält den Patienten aufrecht, während er bewusstlos ist.

Bhastrika (der Blasbalg), *Bhujangasana* (die Kobra) und *Simhasana* (die Löwen-Stellung) können alle drei bei Schülern mit organischen Abweichungen oder niederem Blutdruck zur Ohnmacht führen.

Im Yoga gibt es eine spezielle Geheimwissenschaft des «Ohnmächtigwerdens», *Murcha* genannt. Diese führt zur Ekstase und in einen Zustand jenseits von *Nama-rupa* (Namen-Form), welcher egolos ist. Es gibt vierundvierzig solcher *Murchas,* die sowohl die Blutchemie mit dem Blutzufluss zum Gehirn verändern als auch die Aktivität des autonomen Nervensystems.

Meditation und Inneres Wesen

Yogaschüler sind oft verwirrt, was Meditation anbetrifft. Der *Oxford Dictionary* besagt, dass meditieren «im Sinn haben, etwas zu tun oder zu machen, über etwas nachsinnen, seinen Gedanken freien Lauf lassen» bedeutet. Diese Definition erweckt den Eindruck, dass Meditation ein aktiver, andauernder Gedankenprozess ist, mit vielen Gedanken, die wie Fische durch den Strom des Bewusstseins schwimmen. Hieraus ist zu folgern, dass Meditation eine Art zu denken ist, nämlich eine problemlösende Tätigkeit. Nichts könnte der Wirklichkeit weniger nahe kommen!

Das Wort «Meditation» ist ungeeignet, um die im Yoga gesuchten, höheren Geisteszustände zu beschreiben. Zweck von Yoga-Übungen ist es, einen Zustand geistiger Stille und Ruhe herbeiführen, weit entfernt von einem Nachsinnen oder den Gedanken ihren Lauf lassen. Ein «gedankenleerer Zustand» beschreibt das Resultat des Yoga weit besser.

Der klassische Autor des ersten bekannten Yogatextes der Welt war Patanjali, der Yoga als ein Stillen des Geistes, ein Unbeweglichmachen des Bewusstseins und Unterdrükken emotioneller Schwankungen definierte.

Acht aufeinanderfolgende Schritte

Patanjali beschrieb mit grosser Klarheit acht aufeinanderfolgende Schritte, die von denjenigen eingehalten werden müssen, die die Erfahrung von Geisteszuständen des Yoga suchen. Sein System nennt sich *Astanga Yoga;* wörtlich die acht Glieder oder Zweige, die zur absoluten Integration des Selbst durch Verschmelzung der Persönlichkeit im Trance-Bewusstsein führen.

Die ersten zwei Phasen des *Astanga Yoga* sind *Yama* und *Niyama,* welche zehn Verhaltensregeln beinhalten für den Schüler, der ein ausgeglichenes Leben wünscht. Westliche Gelehrte haben die Gebote von *Yama* und *Niyama* oft mit den Zehn Geboten Moses' verwechselt, weil sie nicht verstanden, dass der Begriff von Sünde und Strafe dem Yoga fremd ist. In den östlichen Lehren verhält sich *Karma,* das Gesetz von Wirkung und Gegenwirkung, neutral. *Karma* ist das psychologische Gegenstück zu Newtons physikalischem Gesetz, dass es für jede Aktion eine gleichwertige und entgegengesetzte Reaktion gibt. Die *Yama-Niyama*-Techniken fussen auf einer Kenntnis des *Karma* und enthalten, im Gegensatz zu den zehn Geboten, keine moralische oder ethische Bedeutung.

Zum Beispiel ist «*Ahimsa* das *Yama* des Einhaltens von Gewaltlosigkeit allen Lebewesen gegenüber». Dieses Diktum basiert auf dem Wissen, dass wir für gewalttätige Handlungen oder Gefühle mit der Einbusse unserer Seelenruhe bezahlen. Geistiger Aufruhr schliesst höhere Seelenzustände aus.

Santosha, die Pflege der Zufriedenheit, ist die *Niyama*-Regel des Lebens in der Gegenwart, ohne über die Vergangenheit zu brüten oder in Tagträume über die Zukunft zu versinken. Ein Leben in der Gegenwart erhält die für Meditation und Überbewusstsein notwendige psychische Kraft.

Zweck dieses Gebotes ist lediglich das Aufrechterhalten geistiger Hygiene.

Yamas

1. *Ahimsa* – Gewaltlosigkeit.
2. *Satya* – Wahrhaftigkeit. Eine Lüge aufrechterhalten vergeudet Kraft und stört innere Zustände.
3. *Asteya* – Nicht stehlen. Wir haben nur ein Anrecht auf das, was wir verdient haben.
4. *Brachmacharya* – sexuelle Erweiterung.
5. *Aparigraha* – Besitzlosigkeit oder Loslösung von materiellen Werten.

Niyamas

1. *Saucha* – Reinheit des physischen Körpers und Freisein von toxischen Abfällen.
2. *Santosha* – Zufriedenheit. Leben im ewigen «Jetzt».
3. *Tapas* – Gleichgültigkeit gegenüber extremen Verhältnissen oder äusserer Veränderung.
4. *Svadhyaya* – Selbstentwicklung. Wenn wir aufhören, zu lernen, fangen wir an, zu sterben.
5. *Ishvarpranidhana* – Hingabe an die philosophische Lebensweise.

Die dritte Stufe von Patanjalis klassischem System ist *Asana,* was jedwelche entspannte und andauernde Stellung bedeutet, die es ermöglicht, den Körper ruhig zu halten, derweil nach einer geistigen Stille getrachtet wird. Eine Körpertätigkeit wird mit Geisteszuständen verbunden, und Ziel des *Asana* ist, die Tendenz des physischen Körpers, eine geistige Gelassenheit zu stören, zu reduzieren.

Pranayama (Beherrschung der Lebenskraft) ist der vierte Zweig, den man meistern muss. Er besteht aus Atemtechniken, die zur Beherrschung der Atmung führen, welche charakteristisch tief und langsam ist. Langsames, volles Atmen, willentlich durchgeführt, mit bewusstem Gewahrsein, signalisiert dem Geist des sich auf die Meditation vorbereitenden Schülers tiefe Entspannung.

Hatha Yoga

Aus der dritten und vierten Stufe von Patanjalis *Astanga Yoga* ist die bekannte und ausgezeichnete *Hatha Yoga*-Schule hervorgegangen, mit ihren Stellungen und Übungen zur Atemkontrolle, die zur Aufrechterhaltung der Gesundheit und zum Freisein von Krankheit führen.

Hatha Yoga ist dazu ausersehen, das Diktum von «Geist über Materie» in die Praxis umzusetzen. Durch *Hatha Yoga* erlangt das Bewusstsein Herrschaft über sein Ausdrucksgefährt, den physischen Körper.

Pratyahara, der fünfte Schritt, bedeutet Wahrnehmungsentzug von den Anregungen der Umwelt als Vorbereitung auf die Reise in den in der Meditation untersuchten, geistigen Raum. Es kann herbeigeführt werden, indem man die Aufmerksamkeit derart intensiv auf ein geistiges Bild konzentriert, dass bewusstes Erkennen der Impulse von den fünf Sinnestoren bewusst ausgeschlossen oder eingeschränkt ist. Körperliche Hilfe, wie ein Sichzurückziehen in eine dunkle, unterirdische Höhle, oder ein Zustopfen der Körperöffnungen mit Watte können *Pratyahara* erleichtern.

Die letzten drei Stufen sind die Juwelen der Yoga-Meditation. In diesen Zuständen wird der Geist von der Vielzahl von Gedanken, die das normale Bewusstsein charakterisieren, gereinigt, was einen ungetrübten See des Bewusstseins hinterlässt.

Wenn das Bewusstsein während etwa zwölf Sekunden ohne Unterbruch ein gewähltes geistiges Bild aufrechterhalten kann, ist die sechste Stufe des *Dharana* erreicht worden. Dies ist weitaus schwieriger als es scheinen mag. Unmerkliche Konzentrationspausen treten auf, z.B. der Gedanke «ich mache dies gut» oder «zwölf Sekunden müssen vorbeisein».

Dhyana, die siebte Stufe, ist anhaltendes *Dharana* (oder Beständigkeit der Konzentration) während mehr als zwei Minuten.

Samadhi – «mit reinem Bewusstsein»

Die letzte Stufe, *Samadhi,* kann zu jeder Zeit im Leben eines geistigen Schülers auftreten oder es kann der Höhepunkt fleissigen Übens der sieben vorhergehenden Schritte sein. Das Wort selbst bedeutet «mit *(sam)* reinem Bewusstsein *(adhi)»*. Die Sankritwurzel *adhi* ist oft mit dem hebräischen *adoni* verglichen worden, was «Herr» bedeutet, und demnach kann man sich *Samadhi* als eine Erfahrung des Gott innewohnenden kosmischen Bewusstseins vorstellen.

In diesem Zustand wird der Yogi eins mit dem Gegenstand seiner Meditation, und er verliert das Gewahrsein einer Trennung zwischen dem Selbst und dem Gegenstand seiner Aufmerksamkeit. *Samadhi* bedeutet Wiederkehr ins verlorene Paradies.

Patanjalis *Astanga Yoga* ist von einem sehr cleveren Engländer ganz einfach als «sitz ruhig, schweig, hör auf zu denken und gehe fort» beschrieben worden. Ein sehr guter Rat!

Die Technik der Meditation ist nicht schwer, doch erfordert sie, wie jede Übung, die der Mühe wert ist, Beharrlichkeit, unverkrampfte Anstrengung und Zeit. Tägliche Meditation ist eine lebenswichtige Notwendigkeit, die in unserem westlichen Leben völlig fehlt.

Jeden Tag verschwenden wir unsere geistigen Energien mit negativen Gefühlen, nutzlosen Tagträumen und Geklatsche. Sogar ein Sprechen über Vorhaben – oder eine Intellektualisierung – beraubt uns unserer Kraft und hält uns davon ab, in unserem Leben tatsächlich etwas zu «tun» oder zu «erreichen». Der Philosophie-Student sollte an das geflügelte Wort erinnert werden, dass das, was aus dem Munde kommt, wichtiger ist, als was in ihn hineingeht.

Innere Tiefen

Die Beherrschung des Geistes durch Yoga bietet einen allen zugänglichen Bewusstseinszustand an, in welchem unablässiges geistiges Geschwätz endlich zum Schweigen gebracht wird, und wir in die inneren Tiefen unseres Geistes eintauchen, um eine Verjüngung des Nervensystems und ein neues Lebensgefühl zu finden.

Die Meditation führt uns auf eine Reise in den inneren Raum, der genauso grenzenlos und endlos ist wie das All um uns. Die dazu verwendete Methode, vor allem Konzentration auf Geräusche oder Visuelles, ist in jeder Tradition verschieden und kann als Steuerhilfe betrachtet werden, die uns zu den Ufern der meditativen Erfahrung lotst.

Meditation ist nicht eine einzige Erfahrung, sondern eine Vielzahl von Erfahrungen. Verzückung, kreatives Denken, sinnvolle Gefühlserfahrungen und erhöhte sinnliche Wahrnehmung bilden alle einige der konkreten Resultate der Meditation.

Das absolute Kriterium der Validität von psychischen oder spirituellen Erfahrungen liegt in der integrierenden, beruhigenden Wirkung auf alle Persönlichkeitsebenen des Meditierenden. Diejenigen, die wirkliche meditative Zustände erfahren, scheuen sich, über ihre Erfahrung zu sprechen, im Gegensatz zu denen, die ihre Persönlichkeitsstörungen als «spirituelle Erfahrung» interpretieren und herausstellen.

Wir fangen mit einer höchst wirksamen Art von Meditation an, bekannt als *Surya Shabda* oder den «Fluss der Sonne hören». Dieser «Fluss» sind innere, subtile Geräusche, die von der rechten Gehirnhälfte wahrgenommen werden und dem Fluss gewisser Nervenkanäle zugeführt werden, die im rechten sympathischen Nervenknoten entstehen, welcher – zusammen mit dem linken sympathischen Nervenknoten – auf jeder Seite des Rückgrats eine «Jakobsleiter» in den «Himmel» bildet.

Die klassischen Texte vergleichen das Horchen auf innere Geräusche im Kopf mit dem Locken eines Hirsches (dem ruhelosen Geist) durch die Flöte des Jägers *(nada* oder innere Musik) in eine Falle oder Schlinge, um ihn zu töten (das Denken stirbt).

Geräusche fussen nicht auf äusserer Wirklichkeit

Alle Geräusche existieren nur im Geist und haben keine äussere Wirklichkeit. Wenn im Wald ein Baum umfällt, und niemand in der Nähe ist, gibt es dann ein Geräusch? *Nein!* Der Baum fällt so still wie eine Feder, denn die Bewegung bringt nur Luftschwingungen hervor – keine Geräusche.

Bis sich durch die Luft bewegende Schockwellen vom Ohr aufgenommen und in mechanische Schwingungen umgesetzt werden, welche ihrerseits wiederum in elektrische Impulse umgewandelt werden (im seitlichen Gehirnlappen) und das hervorbringen, was wir einen «Ton» nennen, hört man nichts. Wenn wir nach inneren Geräuschen suchen, zwingen wir das Bewusstsein, durch die siebenundzwanzig Schichten des Gehirns zu dringen, wie ein Messer durch eine Zwiebel bis zu deren Mittelpunkt schneidet.

Um mit der Übung des grundlegendsten Aspekts des *Surya Shabda Kriya* (der Technik) zu beginnen, setzen Sie sich bequem in einen ruhigen, dunklen Raum mit den Ellbogen auf einem Tisch oder auf die Knie gestützt. *Lecken* Sie Ihre Daumen (machen Sie sie ganz nass) und stecken Sie sie sich ganz fest in die Ohren, wobei Sie alle anderen Finger über die Augen halten, ohne auf die Augäpfel zu drücken. Äusserer Lärm und Licht sollten nun ausgeschaltet sein.

Richten Sie Ihre Aufmerksamkeit auf das rechte Ohr, und fangen Sie an, nach inneren Geräuschen zu horchen. Analysieren Sie die Geräusche, die Sie hören, nicht, sondern akzeptieren Sie sie einfach, indem Sie unter jeder Äusserung nach einem noch feineren Geräusch suchen und sich somit tiefer und tiefer in die Höhle des Geist-Gehirn-Komplexes hineinbewegen.

Wie bei allen meditativen *Kriyas* braucht es hierzu anfänglich Geduld und Beharrlichkeit. Üben Sie in der ersten Woche zehn Minuten, dann immer fünf Minuten länger, bis Sie es auf täglich eine halbe Stunde bringen.

Zehn Milliarden Zellen

Das menschliche Gehirn enthält etwa zehn Milliarden Zellen, von denen nur etwa zehn Prozent (oder eine Milliarde) im täglichen Leben verwendet werden. Wenn man vollständig in *Surya Shabda* eingeführt ist, öffnen sich «psychische» oder schlummernde Gegenden der rechten Gehirnhälfte und steigern die Energieebenen im ganzen geistig-körperlichen Labyrinth, und setzen somit ein grösseres intellektuelles, emotionelles Potential frei.

Persönliche Einweihung in *Surya Shabda Kriya* beinhaltet das Erteilen eines *Shakti* («Kraft»-) Mantras, das die Hirngegend durchschwingt und sie von Neuroausscheidungen wie Soma und Amrita («Säfte der Unsterblichkeit») buchstäblich «triefen» lässt, und somit negative Gefühle und abfallenden Blutdruck zerstreut.

Neulingen wird die Topografie von siebenundzwanzig Bewusstseinsschichten und die Bedeutung jeder Art von Geräusch, das bei der Ausübung von *Surya Shabda* gehört werden kann, gelehrt. In dem Mass wie sich die meditative Erfahrung vertieft, tritt eine Synästhesie (Übersetzung von einer Sinnesmodalität in eine andere) auf – indem die inneren Klänge zu innerem Licht werden, bis schliesslich *Samadhi* eintritt.

Yamas und Niyamas

Die Lehre der *Yamas* und *Niyamas* ist im volkstümlichen Hinduismus und westlichen Yoga so grob interpretiert worden, dass man sie für blosse Moralregeln und Dogmen angesehen hat. Eine solch simplizistische Haltung führt einfach nirgendwo hin.

Wenn man die *Yamas* und *Niyamas* als einfache Regeln für moralisches Handeln auffasst, sehen wir uns einem sehr tiefgründigen Problem gegenüber. Ein Mensch kann im moralischen Sinn nicht perfekt sein. Dies liegt nicht in der menschlichen Natur. In jedem Menschen, ganz gleich wie hochentwickelt er ist, gibt es die grundlegenden, unzivilisierten Instinkte im intakten Gehirn, und solange es sie gibt, besteht auch die Möglichkeit einer Krisensituation, die jene freisetzen wird.

Ich habe aus meinen eigenen, persönlichen Erfahrungen zwei Dinge über die Menschen herausgefunden. In jedem Mensch gibt es zwei identische Knöpfe. Einen dieser Knöpfe nenne ich den «Mörder-Knopf», den anderen den «Judas-Knopf».

Der «Mörder-Knopf» stellt eine emotionelle Reaktion einer gewissen Gegend des Gehirns dar, und wenn er in einem Menschen gefunden werden kann (normalerweise indem man diesen Knopf mit Worten drückt), kann man den harmlosesten Menschen in einen Mörder verwandeln.

Der «Judas-Knopf» ist mit dem bestimmten Fehler in uns allen verwandt, der – wenn ausgelöst – uns dazu führen wird, das höhere Bewusstsein in jedem von uns zu verraten.

Subtile innere Vorgänge

Diese ganze Lehre von *Yama* und *Niyama* ist keine Regel über moralisches Verhalten. Sie klärt uns über die subtilen, inneren Vorgänge auf, die nötig sind, um das Auf und Ab seelischen Wohlbefindens im inneren Wesen zu steuern.

Wenn wir anfangen, die einzelnen Gebote zu analysieren, finden wir, dass sie eine tiefere Bedeutung haben, die über die allgemeine, äussere Bedeutung hinausgeht.

Wenn wir das erste *Yama* (Beherrschung) betrachten, so ist dies *Ahimsa,* was wörtlich Gewaltlosigkeit bedeutet. Oberflächlich gesehen, entspricht es dem Gebot «Du sollst nicht töten». Jedoch besteht in jedem von uns ein Knopf, der in irgendeiner Krisensituation im Leben ausgelöst werden kann, und wir sind dazu fähig, zu töten – Yoga hin oder her.

Eines der grundlegenden buddhistischen Gebote ist eine Form von *Ahimsa:* «Du sollst kein Lebewesen töten». Wenn man jedoch Chinin einnimmt, um Malaria zu heilen, tötet man gewisse Parasiten, die im Blutstrom leben.

Wenn Sie ein Dschaina sind (der eine kleine Glocke läutet, um die Insekten zu verscheuchen, wenn er auf Gras tritt), brechen Sie dann Ihr Gelübde der Gewaltlosigkeit, wenn Sie Penicillin benützen, um die Mikroorganismen zu bekämpfen, die eine Lungenentzündung verursachen? Wenn ein Mensch in eine Lage gerät, wo er töten muss, wo er empfindet, dass es richtig oder berechtigt ist, zu töten, bricht er dann die Regel des *Ahimsa?* Bedeutet *Ahimsa* buchstäblich – kein physisches Töten?

Wenn man ein bisschen nachdenkt, wird klar, dass man dieses Gebot nicht ernst nehmen könnte, wenn nicht einiges mehr dahintersteckte. Was ist es im Menschen, das nicht getötet werden soll? Gemeint ist mit Gewaltlosigkeit,

Ahimsa, eine Geisteshaltung, nicht eine Verhaltensweise. Es ist die Geisteshaltung, nicht die einzelne Handlung, die das *Karma* bestimmt.

Und was ist es, dass jeder Mensch zu töten tendiert? Es ist sein höheres Bewusstsein. Wer ist der Mörder des höheren Bewusstseins? Es sind die negativen Gefühle. Derjenige, der *Ahimsa* esoterisch praktiziert, versucht keine Gewalt gegen das höhere Bewusstsein zu gestatten, oder es durch falsche und missbräuchliche Verwendung der emotionellen Fähigkeiten abzutöten.

Satya – Wahrhaftigkeit

Das zweite *Yama* ist *Satya* – Wahrhaftigkeit. Es ist ein bekanntes moralisches Gebot, immer die Wahrheit zu sagen – an der Oberfläche. Nun besitzt der Mensch etwas sehr Eigenartiges. Dies ist der unbewusste Geist. Jeder von uns, der dies liest, arbeitet nur mit etwa einem Zehntel seines gesamten geistigen Potentials, weil – wie bei einem Eisberg – neun Zehntel unter der Oberfläche liegen. Wie könnte ein Mensch behaupten, die Inhalte dieses unterbewussten Teils seines Wesens zu kennen? Wie kann man wissen, dass man aufrichtig ist?

Wenn *Satya* «nicht lügen» bedeutet, üben Sie sich dann in *Satya,* wenn Sie sich weigern, jemandem eine Notlüge zu erzählen, um ihm nicht weh zu tun? Es ist offensichtlich, dass eine so einfache Auslegung der Wahrhaftigkeit nicht *Satya* ist. Denn diese innere, geistige Aufrichtigkeit hat mit dem Schwierigsten zu tun, was jedem von uns begegnen kann. Und das ist die Wahrhaftigkeit sich selbst gegenüber, ein Eingeständnis der Schwächen, ein Nachinnenschauen und sehen, was dort ist, es ohne Angst zu betrachten und in sich zu gehen, sogar wenn dies einen grossen Schmerz bedeutet.

Im Westen haben wir eine bestimmte Art von Yoga, die dies sehr erforderlich betreibt – ja, es ist Yoga – und Psychotherapie heisst, und dies ist eines der wertvollsten Erbgüter, die die westliche Zivilisation hervorgebracht hat.

Tatsächlich glaube ich nicht, dass es für westliche Menschen, die Yoga ernst nehmen, irgendein Yoga in ihrem Leben geben kann ohne – irgendwann einmal – Psychotherapie. Dieses Insichgehen, sich der Wahrheit über das Selbst zu stellen und dieses Selbst zu akzeptieren, das ist *Satya.*

Asteya – Nicht stehlen

Das dritte *Yama, Asteya* bedeutet wörtlich «nicht stehlen». Allgemein gesprochen, sagen wir, dass stehlen bedeutet, etwas wegzunehmen, das man nicht verdient hat. Ich akzeptiere, dass jeder von uns lernen muss, dass, wenn wir etwas nehmen, das wir nicht verdient haben, wir *Asteya,* oder die Regel des Nichtstehlens brechen.

Jedoch geht *Asteya* viel tiefer als das. Jeder Mensch ist in seiner persönlichen Existenz ein lebenswichtiges Rädchen im Getriebe des Lebens. Jeder Mensch erfüllt ein Potential. Jeder Mensch erfüllt als Rädchen dieser Gegebenheit, die wir Leben nennen, *Dharma* oder die Pflicht dem Leben gegenüber. Esoterisch gesprochen, ist derjenige, der die Zeit des Geistes stiehlt, die Zeit des höheren Bewusstseins, die dazu da ist, zur Entfaltung des höheren Wesens aufgebracht zu werden.

Dieses in unserem Leben stattfindende Stehlen, ist ein Stehlen von Zeit. Von der Geburt bis zum Tod, von der Wiege bis zur Bahre, und in jedem Augenblick in unserem Leben, in dem wir nicht gegen uns selbst ankämpfen, stehlen wir die Zeit des Geistes, jene Zeit des *Dharana,* die uns gegeben wurde. Dies ist die Essenz jener Regel des *Asteya.* Zeit tot zu schlagen, ist kein Mord – es ist geistiger Selbstmord!

Brahmacharya – Göttliches Handeln

Viertens gibt es das *Yama* der *Brahmacharya.* Vielleicht ist es von den *Yamas,* die in bekannten hinduistischen Büchern beschrieben worden sind, dasjenige, das am meisten missverstanden worden ist, und doch handelt es von der mächtigsten Essenz des menschlichen Wesens. Narren haben gesagt, dass *Brahmacharya* Keuschheit bedeutet, dass es etwas mit der Anhäufung von sexuellen Kräften zu tun hat. Jedoch weiss derjenige, der etwas von indischer Philosophie versteht und die buddhistische und tantrische Tradition untersucht, dass es in der indischen Philosophie andere Traditionen gibt, neben der simplizistischen *Bhaktivedantischen,* die das ganze Konzept des *Brahmacharya* als Keuschheit Lügen strafen.

In den Upanishaden ist deutlich verzeichnet, dass das sexuelle Potential, das in jedem Menschen liegt, Kommunion bedeutet, eine heilige Kraft. Die Upanishaden besagen, dass die Vulva ein Altar ist, und dass die Schamhaare Flammen auf diesem Altar sind. Der Körper ist ein Tempel und der Geschlechtsakt eine Handlung göttlicher Anbetung.

Und dennoch haben Narren behauptet, dass *Brahmacharya* Enthaltsamkeit bedeutet. Infolgedessen gibt es ganze Horden von Leuten in Ost und West, die sich sexuell verkrampfen, indem sie versuchen, diese Regel zu befolgen, weil sie denken, sie bedeute Enthaltsamkeit. Nun, das bedeutet sie nicht. Was bedeutet sie denn?

Brahma heisst Gott, *Charya* heisst Handlung. Und das Wort selbst bedeutet Gotthandlung oder göttliches Handeln. Was dies bedeutet ist, dass die sexuelle Keuschheit nicht im Geschlechtsakt, sondern in der Haltung des Bewusstseins liegt. *Brahmacharya* ist eine Haltung göttlicher Anbetung. Es hat nichts mit der eigentlichen physischen Tätigkeit zu tun. In den Schriften wird vom Körper als dem Schlosse Brahmas gesprochen, und in diesem Schloss beten wir einen inneren Instinkt als einen Aspekt des göttlichen Selbst an.

Freuds Entdeckung

Freud entdeckte für die westliche Welt, was die indischen Tantristen, die frühen Draviden und gewisse buddhistische Schulen schon seit Tausenden von Jahren wussten. Er fand, dass die Grundfesten unseres Seins auf den Sexualkräften fussen. Die Leute haben Freud sehr missverstanden, als sie daraus schlossen, dass alles mit Sex zu tun hat.

Freud sagte nicht, dass die Sexualenergien die wichtigste Sache im Leben seien, sondern dass sie die Triebkraft der Verhaltensgrundlagen bilden.

Genauso wie die elektrischen Leitungen in einer Fabrik den Strom für die Herstellung ihrer Produkte zuliefern, und wenn die Leitungen fehlerhaft sind, nichts richtig hergestellt werden kann, so wird auch alles andere im Menschen beeinträchtigt, wenn die sexuellen Energien die durch das Nervensystem fliessen, fehlerhaft oder verwirrt sind.

Dies ist, worum es beim ganzen Konzept der *Brahmacharya* geht. Es bedeutet etwas ganz Spezielles. Was es im Leben jedes einzelnen bedeutet, kann ich Ihnen nicht sagen. Theoretisch heisst es, dass es diese Anbetung des Körpers für jedermann geben sollte, es bedeutet, wenn sie so wollen, freie Liebe. Jedoch auf einer persönlichen Ebene, in der Praxis ist es etwas, mit dem jeder Mensch allein zu Rande kommen muss.

Theoretisch sagen wir, dass dieser göttliche Akt des Liebesausdrucks frei sein sollte, vorausgesetzt, dass kein Schmerz daraus entsteht, und dass daraus keine unversorgten Kinder hervorgehen. Das sagt uns der gesunde Menschenverstand. Jedoch muss ein jeder auf einer tiefen, persönlichen Ebene dessen innere Bedeutung für sich selbst ausarbeiten.

Aparigraha – Besitzlosigkeit

Schliesslich kommen wir zum letzten *Yama – Aparigraha,* was Besitzlosigkeit bedeutet. In der klassischen vedantischen Tradition sollte dies heissen, dass wenn ein Mensch zum Sannyasin wird, er alle irdischen Güter aufgibt. Was ist nun an dieser Idee der *Aparigraha* richtig? Es ist offensichtlich, dass wenn Sie aus dem Westen stammen und in einer materialistischen, kommerziellen Welt leben, ohne

Güter nicht überleben können. Was heisst also Besitzlosigkeit?

Nur Narren nehmen die *Yamas* und *Niyamas* wörtlich. Es hat nichts mit dem Erwerben von Gütern zu tun. Worum es geht, ist die Haltung gegenüber oder das Hängen an diesen Gütern. Alle Dinge, alle materiellen Güter sind zu unserem Gebrauch oder Missbrauch da. Alle Güter, alle Früchte der Erde, alle geistigen Früchte des Menschen im Sinne der Herstellung von materiellen Gütern sind zu unserem Genuss und zu unserem Ergötzen da, vorausgesetzt unser Bewusstsein ist nicht gänzlich auf ihren Erwerb ausgerichtet. Nochmals, *Aparigraha* ist keine Handlung, es ist eine Geisteshaltung. Es ist keine Frage des Besitzes von Gütern – vielmehr geht es darum, ob diese Güter nicht uns besitzen?

Saucha – Reinheit

Nun kommen wir zu den *Niyamas*. Sie stellen das positive Element dar, im Sinne von Dingen, die man tun soll, Handlungen, an denen man arbeiten muss, konkrete Wirklichkeiten. Das erste von diesen ist *Saucha,* was Reinheit bedeutet. Narren haben gedacht, dass es Reinheit des Geistes bedeutet. Wer kann schon sagen, er habe einen reinen Geist? Nur ein Neugeborenes, und sogar darüber kann man von einem bestimmten psychoanalytischen Blickpunkt aus streiten – nur ein Neugeborenes hat die Möglichkeit eines reinen Geistes, wenn es um den Geist geht.

Nur hat *Saucha* nichts mit dem Geist zu tun. Es bezieht sich auf den Körper. Es bedeutet körperliche Reinheit in einem physiologischen Sinn. Denn die körperliche Reinheit, die das Mittel um Bewusstsein auszudrücken darstellt, bedeutet das Entfernen von toxischen Abfallprodukten, Auswürfen und Schleimen, die das Nervensystem beeinträchtigen und das Bewusstsein, das Gehirn, verstopfen. Die Erhaltung dieser Reinheit des körperlichen Tempels hat mit den Arten zu tun, wie jeder von uns anfängt zu sterben. Es gibt vier Arten, auf die jeder Mensch anfängt zu sterben. Ich werde jetzt drei von ihnen besprechen, die vierte folgt später.

Psychosomatische Krankheiten

Die erste Art, auf die jeder von uns anfängt körperlich und geistig zu sterben, nennen wir die psychosomatische Handlung. Jeder von uns beginnt sich selbst zu töten durch Missbrauch der Beziehung von Körper und Geist. Wie? Durch Missverständnis und Missbrauch der *Yamas,* indem wir jene geistigen Gewalttaten begehen, die unser höheres Bewusstsein töten, indem wir uns weigern, die Wahrheit des Selbst anzuerkennen, indem wir von der Zeit stehlen, die uns zwischen Geburt und Tod gegeben ist, indem wir das Nervensystem in seiner sexuellen Funktion missbrauchen, indem wir von physischen Gütern angezogen werden und durch ihren Verlust Kränkung erleiden.

Vielleicht sechzig bis siebzig Prozent der Leute, die Ärzte aufsuchen, leiden unter psychosomatischen Krankheiten, einer Krankheitsentwicklung, die ihren Ursprung in Gefühlsspannungen hat.

Die zweite Art, auf die wir anfangen zu sterben, hat mit der grundsätzlichen Pflege unseres Wesens zu tun, dem Kern der Zelle. Es ist ein geläufiger Gedanke der westlichen Biologie, dass der Tod der einzelnen Zellen in den Chromosomen vorprogrammiert ist. Wir vermuten, dass die Praktiken des Yoga die Programmierung im Kern der Zelle selbst verändern könnten und somit den physischen Akt des Lebens verlängern würden.

Die dritte Art, wie wir anfangen zu sterben, hat speziell mit *Saucha* oder Reinheit zu tun. Es ist ganz einfach folgendes: wir fangen auf einer zellularen Ebene an zu sterben, indem wir in unserem eigenen Kot ersaufen. Die halbdurchlässige Zellmembrane wird durch Abfälle erstickt und verliert ihre Fähigkeit, Nährstoffe aufzunehmen und Abfallprodukte auszuscheiden.

Die Techniken des *Hatha Yoga,* die inneren Reinigungen, die innere Massage durch die Stellungen, Essgewohnheiten und Fasten, erhalten die Gesundheit der Zellwand und verhindern deren Zerfall. *Saucha*-Reinheit bedeutet unablässige Entfernung von inneren Abfallprodukten aus dem physischen Körper, um das Leben zu verlängern und das Nervensystem für höhere Zustände zu reinigen.

Santosha – Zufriedenheit

Das zweite *Niyama, Santosha,* bedeutet Zufriedenheit – die Übung des Zufriedenseins. Wie? Indem man in der Gegenwart lebt, die Vergangenheit vergisst, die Tagträume der Zukunft überlässt und die Kräfte des geistig-körperlichen Komplexes für die jetzigen Augenblicke spart. Wir können Zufriedenheit schaffen, indem wir die dämmrige Zeit zwischen Schlaf und Wachsein benutzen, um unser Unbewusstes mit positiven Suggestionen des Glücklichseins zu befruchten. Denn, was ist dies Ding, das man Yoga nennt?

Die älteste Definition des Yoga ist die Beendigung der geistigen Schwankungen, dieser Wanderungen, dieser Spannungen, dieser Gefühlssprünge. Derjenige, der Yoga ausübt, kann seinen Geist zusammennehmen, um diesen Schwankungen Einhalt zu gebieten. Derjenige, der in sich gehen kann, um diese Kräfte zutage zu fördern, ganz gleich, was geschehen ist, ist einer der in seinem Geist alle Höllenhunde auf den Fersen haben kann, die ihn in Stücke reissen, und der die Schwankungen seines Geistes, wenn nötig, anhalten kann, der hat Yoga.

Tapas – Gleichgültigkeit

Das dritte *Niyama* nennt man *Tapas,* ungefähr als Gleichgültigkeit übersetzt. *Tapas* ist das Üben von Gleichgültigkeit Unbequemlichkeiten gegenüber, wenn es keinem nützlichen Zweck dient, diese Unbequemlichkeiten zu bemerken. Zum Beispiel eine einfache und nützliche Art, um mit der Ausübung von *Tapas* zu beginnen, ist, dass man anfängt kalte Duschen zu nehmen, um das Nervensystem anzuregen.

Swadhyaya – Selbststudium

Das vierte *Niyama* ist Swadhyaya – Selbststudium. Seine innere Essenz behandelt die vierte Art, auf die wir anfangen zu sterben. Dieses Selbststudium bedeutet, dass der Lebensakt ein fortlaufender Lernprozess ist. Hören Sie auf zu lernen, und Sie fangen an, auf eine ganz bestimmte Art zu sterben. Psychologen wissen, dass mindestens fünfzig Prozent der Senilität psychologisch ist; Verlust des Interesses am Leben, Verlust des Willens, durch Lebenserfahrungen zu lernen. In diesem Zusammenhang stellt Yoga eine Art der Neuerziehung vor.

Der Endprozess

Der Endprozess des *Ishvarapranidhana* bedeutet – grob interpretiert – Hingabe an Gott. In Ausdrücken des *Samkhyan* bedeutet es Hingabe an das Selbst als Inbegriff Gottes. Denn was ist Gott? Er ist jener sich abspielende Lebensprozess. Er ist kein Wesen, keine Person, er ist dieser ganze Prozess von Leben und Lebensbewusstsein. Und derjenige, der *Ishvarapranidhana* ausübt, gibt sich den vorgehenden Prozessen des Lebens und der Evolution in sich selbst hin.

Damit Yoga für besinnliche Menschen im Westen auf eine intelligente Art überleben kann, muss es zu einer neuen Umgestaltung kommen. Die klassischen Texte des Yoga sind Zeugen der indischen Zivilisation auf ihrem grössten Höhepunkt. Indien ist zur Zeit eine arg zerfallene Zivilisation, doch hat es uns in den klassischen Schriften ein aus kurzen, prägnanten Aussagen bestehendes Erbe hinterlassen, damit das Denken zukünftiger Zeitalter sich ausbreiten, klären und erweitern möge.

Manche Schulen haben Moralregeln und Dogmen über die klassischen Schriften aufgestellt. Sollen sie. Diejenigen, die simplen Yoga haben wollen, sollen ihn haben. Doch diejenigen, die herausfinden möchten, worum es wirklich geht, sind dabei, Erbauer und Neugestalter dieser Sache, die man Yoga nennt, zu werden.

Sanskrit-Glossar

Ahimsa: «Nicht töten». Die indische Lehre der Gewaltlosigkeit. Das erste *Yama* (Beherrschung) der ersten Stufe des *Astanga Yoga.*

Ajna: «Nichtwissen». Das sechste psychische Zentrum, physisch vertreten durch die Hypophyse und das Rachengeflecht. Manche Autoren haben die Zirbeldrüse mit *Ajna* in Verbindung gebracht, doch wird der Hinweis zur korrekten Beziehung im Symbol von *Ajna* als zweiblättriger Lotos gegeben – die zwei Blätter entsprechen dem vorderen und hinteren Lappen der Hypophyse.

Akasha: Das fünfte Element, der Äther, symbolisiert durch ein schwarzes Oval. Das *tattwa* des *Vishudda chakra.*

Anahata: «Kein-Klang» oder «Nichtangeschlagener Klang». Das vierte psychische Zentrum, physisch vertreten durch die Thymusdrüse und das Herzgeflecht.

Antar-Anga: «Innere Glieder». Die vier höheren Stufen des *Astanga Yoga: Pratyahara, Dharana, Dhyana* und *Samadhi.*

Apas: Das zweite Element, Wasser, versinnbildlicht durch eine silberne Mondsichel. Das *tattwa* des *Swadhisthana.*

Astanga Yoga: «Achtgliedriger» Yoga. Ein Ausdruck, der sich auf das in Patanjalis *Yoga Sutras* dargestellte System bezieht, in dem Yoga in acht Schritte oder Stufen aufgeteilt ist: *Yama* (Beherrschung), *Niyama* (Einhalten von Moralregeln), *Asana* (Stellungen), *Pranayama* (Atemkontrolle), *Pratyahara* (Sinnesentzug), *Dharana* (Konzentration), *Dhyana* (anhaltende Konzentration) und *Samadhi* (geistige Vereinigung oder Gleichgewicht).

Audgita: Das stille oder innere Skandieren eines Mantras.

Bahira-Anga: «Äussere Glieder». Die vier unteren Stufen des *Astanga Yoga: Yama, Niyama, Asana* und *Pranayama.*
Bhakti: Jener Pfad des Yoga, der nach Verwirklichung durch die Übung von Hingabe und Liebe sowohl im religiösen *(Bhakti)* als auch im philosophischen *(Parabhakti)* Sinn strebt.
Bija: «Same». Die Klangwurzel jedes *chakra,* welche, wenn angestimmt, dessen psychische Energien freisetzt. Die *Bija*-Mantras der ersten fünf *chakras* sind Lang, Vang (skandiert als «Wang»), Rang, Yang und Hang.
Brahmacharya: Im Yoga das vierte *Yama* oder Beherrschung der ersten Stufe *(Yama)* des *Astanga Yoga.* Generell als das Einhalten von absoluter sexueller Enthaltsamkeit verstanden, doch besser gedeutet als Mässigung und Beherrschung von Leidenschaft.

Chakra: «Rad, Platte, Wirbel». Dieser Ausdruck wird auf die sieben, in Yoga und Tantra beschriebenen psychischen Zentren angewandt. *Chakra* impliziert einen Sog, und deshalb können wir ein psychisches Zentrum als einen «wirbelnden Sog psychischer Kraft an den Verbindungspunkten zwischen Geist und Körper» definieren.

Dharana: «Konzentration». Die sechste Stufe des *Astanga Yoga.*
Dhyana: «Andauernde Konzentration». Die siebte Stufe des *Astanga Yoga* und ein fortgeschrittener Zustand von *Dharana.* Manche haben die Begriffe «Kontemplation» und «Meditation» auf *Dhyana* bezogen, doch besagen die klassischen Yogatexte, dass so und so viele *Dharanas* (in einer bestimmten Zeiteinheit gemessen) einem *Dhyana* entsprechen, und eine bestimmte Anzahl von Dhyanas wiederum einem *Samadhi.* Der wichtigste Unterschied zwischen *Dharana* und *Dhyana* ist vielmehr einer des Grades als der Art.

Ham Sa: Ein Mantra, dass «Ich bin er» oder «Ich bin Brahma» bedeutet. Dieses Mantra ist eine der stärksten Methoden, um positive Gefühlshaltungen aus dem Unterbewusstsein freizusetzen.

Ida: Eine der drei wichtigsten psychischen Nerven oder *nadis. Ida* verläuft entlang der linken Seite der Wirbelsäule nach oben und ist der Kanal negativer Gefühlskraft.

Japa: Die Praktik, mantrische Aussagen durch stete Wiederholung, still oder laut, tief ins Unterbewusste zu treiben.

Jnana: Jener Pfad des Yoga, der Verwirklichung durch die Suche nach philosophischer Wahrheit anstrebt.

Karma Yoga: Der Pfad des Yoga, der Verwirklichung durch Loslösung von den Früchten jeglicher Handlung sucht und alle Tätigkeit *Ishvara* (dem anthropomorphen Aspekt Gottes) widmet. *Karma* als Lehre ist die Erkenntnis der grundsätzlichen Gesetze von Aktion und Reaktion in menschlichen Belangen.

Kundalini: Latente Nervenkraft innerhalb des Zentralnervensystems. Symbolisch und allegorisch durch eine dreieinhalbmal gewundene Schlange dargestellt.

Laya Yoga: «Rhythmus, Aufnahme». Jener Zweig des Yoga, der sich mit der Erweckung, Freisetzung und Beherrschung der im Nervensystem des Menschen versteckten (absorbierten), latenten Nervenkraft *(kundalini)* befasst.

Manipura: «Stadt der Juwelen». Das dritte psychische Zentrum, körperlich durch die Bauchspeicheldrüse und das Sonnengeflecht vertreten.

Mantra Yoga: Die systematische Verwendung von Klangschwingungen, um körperliche und geistige Veränderungen hervorzubringen.

Marmasthanani: Die sechzehn lebenswichtigen Körperorgane, auf die sich gewisse Übungen des *Raja* und *Hatha Yoga* konzentrieren.
Mritasana: «Totenstellung». Ein anderer Name für die Entspannungsstellung, die allgemein als *Savasana* bekannt ist.
Muladhara: «Wurzelbasis». Das erste psychische Zentrum, physisch durch die Hoden und das Beckengeflecht vertreten.

Nadi: «Bewegung». Ein psychischer oder astraler Nervenkanal. Yoga lehrt, dass zweiundsiebzigtausend solcher *nadis* im psychischen Gegenstück des grobstofflichen Körpers vorhanden sind.
Nadisuddhi: Die Reinigung der *nadis* durch kombinierte Atem- und Geistesübungen.

Padma: «Lotos». Ein anderer Ausdruck für die psychischen Zentren. *Padma* bezieht sich auf potentielles Wachstum und Entwicklung unserer psychischen Zentren, genauso wie eine Lotosknospe dazu fähig ist, sich in eine voll erblühte Lotosblume zu verwandeln.
Padmasana: «Lotossitz». Eine fortgeschrittene, für die Meditation geeignete Körperstellung. Das systematische Anordnen der Beine, das Plazieren des linken Fusses auf den rechten Oberschenkel und des rechten Fusses auf den linken Oberschenkel. Man sagt, dass diese Stellung einer Lotosblüte gleicht.
Parang Mukti: «Sichabwenden». Ein anderer Ausdruck für *Yoni Mudra.*
Patanjali: Autor der *Yoga Sutras,* der im zweiten Jahrhundert nach Christi Geburt lebte. Er ist für die Unterteilung des Yoga in acht verschiedene Zweige oder Stufen verantwortlich. Deshalb wird seine Darstellung des Yoga *Astanga* genannt.

Pingala: Eines der drei wichtigsten *nadis*. Pingala verläuft entlang der rechten Seite der Wirbelsäule, und ist der Kanal der positiven Gefühlskraft.
Prana: «Atem, Leben, Wind, Energie, Geist, Macht, Kraft.»
Pranayama: Die Beherrschung der Lebenskraft *(prana)* durch die Regulierung der Atemprozesse.
Prithivi: Das erste Element, Erde, versinnbildlicht durch ein gelbes Quadrat. Das *tattwa* von *Muladhara.*

Raja Yoga: «Königlicher Yoga». Die Wissenschaft der Erschaffung einer Vereinigung oder Verbindung (Yoga) zwischen dem bewussten und dem unterbewussten Geist, die einen dritten Zustand hervorbringt, der des «Überbewusstseins».

Saguna: «Mit Form». Konzentration auf eine bestimmte Form oder etwas einer ganz bestimmten Art.
Sahasrara: «tausendblättrig». Das siebte psychische Zentrum, körperlich durch die Zirbeldrüse und das Grosshirn (das Tausende von Zellen oder «Blätter» enthält) vertreten. *Sahasrara* soll der Wohnort *Shivas,* Zerstörer der Unwissenheit (Maya), sein. Dies ist eine esoterische Aussage, die die Fähigkeit des Menschen betrifft, Unwissenheit durch den Einsatz seines erleuchteten Bewusstseins *(Shiva)* zu zerstören, welches durch das Erwachen des *Sahasrara chakra* entsteht.
Samadhi: «Mit Gott». Jener Bewusstseinszustand, der aus der Berührung des einzelnen Bewusstseins mit dem universellen Bewusstsein entsteht. Nach der Jungschen Psychologie würde *Samadhi* das Auftreten des «kollektiven Unterbewussten» bedeuten. *Samadhi* ist die letzte Stufe des *Astanga Yoga* und Ziel allen Yogas.
Samayama: Die drei höheren Stufen des *Astanga Yoga.* Diese sind *Dharana, Dhyana* und *Samadhi.*
San Mukhi: «Sechs Körperöffnungen». Ein anderer Ausdruck für *Yoni Mudra.*

Savasana: «Leichenstellung». Die Technik der stufenweisen bewussten Körperentspannung, Teil für Teil. Eine Übung von grossem Wert bei Nervenleiden, Erschöpfung, Schlaflosigkeit, Hypertonie und hohem Blutdruck.
Shakti: Göttliche Energie in ihrer manifesten Form, als weiblich erachtet. Christen sprechen von der «Vaterschaft Gottes», und Hindus sprechen von der «Mutterschaft Gottes». Die Brücke zwischen Materialismus und Spiritualismus.
Shushumna: Das wichtigste *nadi*, das dem Rückgrat entspricht. Der Kanal des «Christbewusstseins», durch welchen *kundalini* aufsteigt, um sich mit *Sahasrara* zu vereinen.
Siddhis: Die vom auf dem Pfad des Yoga fortschreitenden Schüler nach und nach entwickelten psychischen Kräfte. Unentwickelte Fähigkeiten, von denen die meisten Menschen nicht wissen, dass sie sie besitzen.
Sukhasana: «Leichte Stellung». Einfacher Schneidersitz für Meditation und neuromuskuläres Training.
Swadhisthana: «Der eigene Ort». Das zweite psychische Zentrum, körperlich durch die Adrenalindrüsen und das hypogastrische Geflecht vertreten.

Tantra: «System, Ritual, Lehre, Webstuhl». Die ursprüngliche Philosophie der dravidischen Bewohner Indiens. Heute als die offenbarende Lehre für dieses Zeitalter *(Kali Yuga)* betrachtet, enthält *Tantra* die tiefsten Lehren und mächtigsten Techniken der indischen Philosophie.
Tattwa: «Eigenschaft». Die Essenz der Eigenschaft jeder gegebenen Substanz.
Tejas: Das dritte Element, Feuer, versinnbildlicht durch ein rotes Dreieck mit der Spitze nach unten. Das *tattwa* von *Manipura.*

Udhita: Verbales Skandieren eines Mantras.

Vayu: Das vierte Element, Erde, versinnbildlicht durch ein blaues Sechseck. Das *tattwa* von *Anahata.*

Vishuddha: «Reinheitszentrum». Das fünfte Zentrum, körperlich durch die Schilddrüse und das Rachengeflecht dargestellt.

Yantra: Eine zur Konzentration, im Ritual oder als Amulett benützte geometrische Zeichnung. Ein Mandala ist meist rund und enthält das Gesicht einer Gottheit oder eines Tiers, im Unterschied zu den rein abstrakten Linien und Kurven des Yantra.

Yoga: «Vereinigung». Die Wissenschaft des geistigen, körperlichen und universellen Ausgleichs. Von der Sanskritwurzel «Yoga» leiten wir das deutsche Wort «Joch» ab, was nicht nur eine Verbindung mit kosmischen Kräften bedeutet, sondern auch das Anschirren (ein Joch ist ein Geschirr) und Beherrschen der eigenen, menschlichen Energien.

Yoga-Nidra: Ein tiefer Zustand von traumlosem Schlaf, erreicht durch gewisse, dem Yoga eigene, geistige Übungen.

Yoni Mudra: «Gebärmutter-Symbol». Eine der wichtigsten Schlüssel zu den psychosomatischen Praktiken des Yoga.